AKSHAY V. NAIR
MALASIDDAPPA S. METRI
PRAHLAD A. SARAF

AGENTES REMINERALIZADORES

AKSHAY V. NAIR
MALASIDDAPPA S. METRI
PRAHLAD A. SARAF

AGENTES REMINERALIZADORES

DESMINERALIZAÇÃO E REMINERALIZAÇÃO

ScienciaScripts

Imprint
Any brand names and product names mentioned in this book are subject to trademark, brand or patent protection and are trademarks or registered trademarks of their respective holders. The use of brand names, product names, common names, trade names, product descriptions etc. even without a particular marking in this work is in no way to be construed to mean that such names may be regarded as unrestricted in respect of trademark and brand protection legislation and could thus be used by anyone.

Cover image: www.ingimage.com

This book is a translation from the original published under ISBN 978-620-8-17063-9.

Publisher:
Sciencia Scripts
is a trademark of
Dodo Books Indian Ocean Ltd. and OmniScriptum S.R.L publishing group

120 High Road, East Finchley, London, N2 9ED, United Kingdom
Str. Armeneasca 28/1, office 1, Chisinau MD-2012, Republic of Moldova, Europe
Printed at: see last page
ISBN: 978-620-8-25985-3

ÍNDICE DE CONTEÚDOS:

INTRODUÇÃO 4

DESMINERALIZAÇÃO: 7

REMINERALIZAÇÃO: 7

COMPOSIÇÃO DO ESMALTE 8

PERMIABILIDADE DO ESMALTE 11

DESMINERALIZAÇÃO DO ESMALTE 13

REMINERALIZAÇÃO DO ESMALTE 18

DESMINERALIZAÇÃO IZAÇÃO E CONCEITO DE REMINERALIZAÇÃO 20

CLASSIFICAÇÃO DOS AGENTES REMINERALIZADORES 22

INDICAÇÕES DOS AGENTES REMINERALIZADORES 24

REQUISITOS IDEAIS DOS AGENTES REMINERALIZADORES 24

MATERIAIS QUE AJUDAM NA REMINERALIZAÇÃO 25

FLUORÍDEOS 25

AGENTES REMINERALIZADORES NÃO FLUORETADOS: 45

1. Fosfopeptídeo de caseína Fosfato de cálcio amorfo (CPP-ACP) 45
2. Fosfato dicálcico di-hidratado 47
3. Fosfato de cálcio amorfo (ACP, Enamelon) 48
4. Nano-hidroxiapatite 49
5. Materiais de vidro bioactivos 50
6. Proname 52
7. Suporte de carbonato de cálcio (SensiStat) 52
8. CaviStat 53
9. Fosfato tricálcico 53

10. Trimetafosfato sónico 54
11. Agregado de trióxido mineral modificado biomimeticamente 54
12. Goma de poliol sem sacarose 55
13. Terapia de substituição 55
14. Ozonoterapia 56
15. Xilitol 58
SOLUÇÃO REMINERALIZANTE 66
17. ANTIMICROBIANOS 68
PENICILINA 68
MACROLIDES 71
CONCLUSÃO 72
REFERÊNCIAS 76

INTRODUÇÃO

O resultado da cárie dentária é determinado pelo equilíbrio dinâmico entre factores patológicos que levam à desmineralização e factores protectores que levam à remineralização. Os factores patológicos incluem as bactérias acidogénicas, a inibição da função salivar e a frequência da ingestão de hidratos de carbono fermentáveis. Os factores de proteção incluem o fluxo salivar, numerosos componentes salivares, antimicrobianos, fluoreto de fontes extrínsecas e componentes dietéticos selecionados. Embora o nosso conhecimento tenha avançado muito nos últimos cinquenta anos, é justo afirmar que a gestão desta doença ao nível do doente individual continua a ser largamente empírica. A medicina dentária de invasão mínima é um componente chave na prática dentária atual. O seu primeiro princípio é a remineralização de lesões cariosas precoces, defendendo uma abordagem biológica ou terapêutica.

A cárie dentária é uma doença altamente prevalente e, apesar de, na maioria dos países desenvolvidos, a sua prevalência ter diminuído, a doença continua a ser um importante problema de saúde pública (Selwitz et al., 2007). Os sinais do processo de cárie abrangem um continuum desde a primeira alteração molecular no cristal de apatite do dente, até uma lesão visível de mancha branca, passando pelo envolvimento da dentina e, eventualmente, causando cavitação. A progressão através destas fases requer um desequilíbrio contínuo entre factores patológicos e protectores que resultam na dissolução dos cristais de apatite e na perda líquida de cálcio, fosfato e outros iões do dente (desmineralização) e a química deste processo foi revista por Robinson et al (2000). Um dos objectivos da medicina dentária moderna é tratar as lesões de cárie não cavitadas de forma não invasiva através da remineralização, numa tentativa de prevenir a progressão da doença e melhorar a estética, a resistência e a função. O termo "remineralização" foi utilizado anteriormente por autores para descrever o ganho de minerais, incluindo a precipitação de minerais na superfície do esmalte (Tung e Eichmiller, 2004). Precipitação significa a formação de aglomerados de iões numa solução supersaturada como uma fase sólida. A "remineralização" é definida como o processo através do qual os iões de cálcio e fosfato são fornecidos a partir de uma fonte externa ao dente para promover a deposição de iões em espaços vazios de minerais no esmalte desmineralizado para produzir um ganho líquido. O termo "vazio" é utilizado para definir qualquer espaço acessível no cristal causado pela perda de iões no processo de desmineralização. A definição de remineralização inclui, portanto, qualquer reparação do cristal para produzir ganhos líquidos na lesão subsuperficial do esmalte, mas não se estende à precipitação da fase sólida nas superfícies do esmalte.

A intervenção mínima é a frase-chave na prática dentária atual. A Medicina Dentária de Intervenção Mínima (MID) centra-se nas opções de tratamento menos invasivas possíveis, de modo a minimizar a perda de tecido e o desconforto do paciente. Concentrando-se principalmente na prevenção e intervenção precoce da cárie, o primeiro princípio básico da MID é a remineralização da lesão de cárie precoce, defendendo uma abordagem biológica ou terapêutica em vez da abordagem cirúrgica para a lesão de superfície precoce. Um dos elementos-chave da abordagem biológica é a utilização e aplicação de agentes remineralizantes na estrutura dentária (lesão de esmalte e dentina). Estes agentes fazem parte da medicina dentária com o objetivo de controlar o ciclo de desmineralização/remineralização, dependendo do microambiente em redor do dente. O dente humano é composto por tecidos altamente mineralizados do corpo contendo hidroxiapatita como constituinte primário.

O tecido duro dentário está continuamente a sofrer desmineralização e remineralização. Uma queda no pH da cavidade oral leva à perda de minerais da estrutura dentária, resultando em cáries dentárias. O inverso pode ocorrer se o pH subir, resultando na deposição de cálcio, fosfato e flúor.

A "prevenção da extensão" deu lugar a um novo paradigma de Medicina Dentária Minimamente Invasiva. A abordagem minimamente invasiva para tratar a cárie dentária incorpora a deteção, o diagnóstico, a interceção e o tratamento da cárie dentária a um nível microscópico.

O diagnóstico precoce de lesões incipientes pode conduzir a uma nova era na medicina dentária preventiva sob a forma de remineralização. A melhor forma de controlo da cárie é a utilização de produtos remineralizantes.

A medicina dentária moderna tem como objetivo tratar lesões cariosas não cavitadas de forma não invasiva através da remineralização, numa tentativa de prevenir a progressão da doença e de melhorar a forma, a função, a resistência e a estética dos dentes. Atualmente, está a ser dada ênfase às tecnologias de remineralização do esmalte. São necessários mais estudos sobre a molécula biomimética envolvida na estabilização e nucleação do fosfato de fluoreto de cálcio, o que pode proporcionar mais melhorias no desenvolvimento de tratamentos de remineralização nobel.

DESMINERALIZAÇÃO:

Os agentes que provocam este fenómeno são conhecidos como agentes desmineralizadores, tais como o ácido etilenodiaminotetracético (EDTA), o ácido cítrico, etc.

A desmineralização é a perda de material calcificado da estrutura do dente. Este processo químico pode ser mediado pelo biofilme (ou seja, erosão) a partir de fontes exógenas ou endógenas de ácido (por exemplo, da dieta, do ambiente ou do estômago).

-DCNA

REMINERALIZAÇÃO:

A remineralização é definida como o processo através do qual os iões de cálcio e fosfato são fornecidos a partir de uma fonte externa ao dente para promover a deposição de iões nos espaços cristalinos do esmalte desmineralizado, produzindo um ganho mineral líquido.

Estes agentes fazem parte de uma nova era da medicina dentária que visa controlar o ciclo de desmineralização/remineralização, dependendo do microambiente em redor do dente.

A remineralização é o processo pelo qual o esmalte parcialmente desmineralizado é reparado através da recristalização dos sais minerais do esmalte dentário.

COMPOSIÇÃO DO ESMALTE

O esmalte, a dentina, o cemento e o osso são compostos naturais de componentes orgânicos e inorgânicos. O osso, o cemento e a dentina são os tecidos conjuntivos especializados, enquanto o esmalte tem origem ectodérmica. O colagénio tipo I constitui 90% do seu componente orgânico; 1,2 não colagénio do restante. Por outro lado, o esmalte tem pouco ou nenhum colagénio e a sua matéria orgânica é constituída por proteínas não colagénicas que são 90% amelogenina. O componente inorgânico destes tecidos duros é constituído por apatite biológica, Ca_{10} $(PO\ )_{46}$ $(OH)_2$. O esmalte tem mais conteúdo inorgânico (90% de cristais prismáticos) do que a dentina e o osso (70%) e o cemento (40%). A célula unitária da apatite biológica tem forma hexagonal; a repetição da célula unitária produz cristais de vários tamanhos. Na dentina, os cristais são do tipo placa com 50 nm de comprimento, 20 nm de largura, 30-50 nm de largura e 60-100 nm de comprimento. No entanto, são maiores e altamente orientados no esmalte do que no osso e na dentina, tornando-o o tecido mais duro do corpo. Devido à presença de uma variedade de substituições e vacâncias na apatite biológica, o seu rácio cálcio-fosfato é diferente dos cristais estequiométricos de hidroxiapatite (HA) e tem menos substituições do que o mineral do osso e da dentina. Exemplos de substituição iónica que podem ocorrer na apatite biológica incluem a substituição do ião cálcio por magnésio e sódio e a substituição dos locais de fosfato e hidroxilo por carbonatos. Como se viu com a substituição de iões, pode ocorrer uma variação considerável nas propriedades da apatite, por exemplo, a substituição do magnésio inibe o crescimento dos cristais, a substituição do carbonato aumenta a solubilidade e a substituição do flúor diminui a solubilidade. O teor de carbonato do AH do osso e dos dentes é de 4%-8%, respetivamente, e com a idade aumenta, mas o hidrogénio fosfato diminui. A proporção do conteúdo inorgânico varia de acordo com os tecidos e essa variação reflecte as propriedades de cada tecido.

Embora o esmalte seja um material duro e denso, possui diferenças locais em termos de porosidade e solubilidade. Na dentisteria de restauração, esta propriedade é utilizada para criar uma via de difusão. Assim, os ácidos podem penetrar profundamente no esmalte e dissolver localmente os minerais do dente, em vez de dissolverem apenas a camada de esmalte. A difusão do ácido através do esmalte e a consequente formação de uma lesão de mancha branca subsuperficial oferece a possibilidade de deposição de minerais da saliva e do fluido da placa bacteriana na porosidade da lesão. Este processo de remineralização de uma lesão depende do grau de supersaturação da saliva e do fluido da placa bacteriana, da presença de estimuladores ou inibidores do crescimento de cristais.

A partir do esmalte ou do fluido da placa bacteriana, forma-se uma camada protetora de proteínas sobre o esmalte, a película de esmalte adquirida, que foi referida como inibidora do processo de remineralização. Foi observado anteriormente que a remineralização do esmalte pode ser completamente inibida por um curto tratamento com o inibidor de cristalização do bifosfato.

O promotor de cristalização, por outro lado, estimulará a deposição de minerais, particularmente quando, como no caso do flúor, o ião é incorporado na rede cristalina e resulta numa baixa solubilidade. Consequentemente, a deposição de minerais neste cristal será ainda mais acelerada.

No caso da remineralização do esmalte, a taxa não é determinada pelas condições das soluções exteriores, mas com base na superfície cristalina. Com os pequenos poros nas lesões do esmalte, a difusão de iões minerais da solução exterior (saliva ou fluido da placa bacteriana) para o local de precipitação pode ser um fator limitante. Verificou-se que a utilização de dentífricos contendo brushite aumenta o nível de iões de cálcio livres no fluido da placa bacteriana. Deveriam que a escovagem com este dentífrico introduz cálcio exógeno adicional no ambiente oral, o que poderia melhorar a remineralização dos dentes em combinação com o flúor.

PERMIABILIDADE DO ESMALTE

É a fase inorgânica do esmalte que se perde durante a desmineralização; no entanto, é a matriz orgânica que acelera a desmineralização, fornecendo os canais de invasão para o ácido. Em um dente desmineralizado, a matriz aparece como uma rede que permeia todo o volume do esmalte entre as hastes e a matriz tem algumas centenas de angstroms de largura, entre os cristais de apatita paralelos das hastes, a matriz intercristalina tem aproximadamente 17A (1,7mm) interligando as matrizes das hastes e dos cristais e as áreas hipomineralizadas são vistas ocupadas pelas linhas incrementais e pela linha de retzius. Além disso, observa-se que a matriz intercristalina se estende para a área menos mineralizada que se estende ao longo da junção dentina-esmalte. Finalmente, as várias matrizes entram em contacto com a área relativamente hipomineralizada, constituindo a lamela, o fuso e os tufos. Os iões podem ser prejudiciais devido ao contacto íntimo entre a fase orgânica e inorgânica do esmalte. Por outro lado, se os iões forem fosfato de cálcio ou fluoreto, a resistência do esmalte será melhorada.

O esmalte, especialmente o esmalte recentemente erupcionado, é permeável a muitos iões. Em macacos jovens, o iodo radioativo demora apenas 5 horas a passar do exterior do dente para a polpa e, consequentemente, para a glândula tiroide, onde pode ser quantificado. O fósforo radioativo é capaz de se deslocar no sentido inverso, da polpa para o exterior, no mesmo período de tempo. Num outro estudo, quando dentes extraídos com cavidades de classe V foram colocados na solução com vários elementos radioactivos - enxofre, sódio, rubídio e cálcio - todos atingiram a polpa em 24 horas. A velocidade do fluxo de água através do esmalte é estimada em 0,1% mm por hora. A água livre constitui cerca de 1% da massa do esmalte, mas 10 - 11% do volume do esmalte. Esta água é importante para muitas das caraterísticas do esmalte - permeabilidade, capacidade de troca iónica e elasticidade. O movimento da água através da capa de esmalte é provavelmente feito através dos mesmos canais de difusão que transportam iões durante a desmineralização e remineralização. Após a erupção, muitos dos cristais não estão completamente amadurecidos e é necessário tempo.

DESMINERALIZAÇÃO DO ESMALTE

A desmineralização é o processo de remoção de iões minerais dos cristais de HA dos tecidos duros, por exemplo, esmalte, dentina, cemento e osso.

A desmineralização é um processo reversível; assim, os cristais de AH parcialmente desmineralizados nos dentes podem voltar ao seu tamanho original se forem expostos a ambientes orais que favoreçam a remineralização.

Ocorre por dissociação do ácido lático produzido pelas bactérias combinado com o metabolismo dos hidratos de carbono com o mineral do dente e as reacções que levam à libertação de iões minerais para as soluções.

O mineral do dente é uma hidroxapatita impura (OHA_P) Ca_{10} (PO $)_{46}$ $(OH)_2$ que também contém quantidades significativas de carbonato (4%), sódio (0,6%), magnésio (0,2%) e uma quantidade muito pequena de fluoreto (0,01%). Com o objetivo de discutir a química da desmineralização e remineralização, a OHA_P é frequentemente utilizada como uma fórmula aproximada para o mineral do dente. Em termos de balanço de massa, a desmineralização pode ser vista como uma reação de protões, derivada da dissociação dos ácidos da placa bacteriana (principalmente ácido lático) produzidos pelo metabolismo bacteriano dos hidratos de carbono com o mineral do dente.

O fosfato no mineral do dente está no termo básico de PO, enquanto que em condições ligeiramente ácidas (pH de 5-6) onde ocorre o ataque cariogénico, os iões fosfato dissolvidos estão predominantemente num germe meramente ácido de $H_2PO_4^-$ onde estas quantidades têm as actividades dos iões minerais dissolvidos na solução. Quando o produto de atividade iónica (PIA) é igual a uma constante denominada constante do produto de solubilidade ou Ks_p , a solução está em equilíbrio com o sólido e diz-se que está saturada em relação ao sólido.

Assim, o único requisito para que a desmineralização ocorra é que o PIA na solução desmineralizante seja inferior ao Ks_p , porque tanto o PO_4^{3-} como o OH^- são iões básicos e as suas actividades diminuem rapidamente com a diminuição do pH. Por exemplo, para uma solução que contenha uma quantidade fixa de fosfato, a atividade do ião PO_4^{3-} diminuiria quase 4500 vezes quando o pH da solução fosse reduzido de 7 para 5. A atividade do ião OH^- diminuiria cerca de 100 vezes nas mesmas condições. Estes decréscimos levariam a uma redução de 25 ordens de grandeza no IAP do esmalte dentário e, consequentemente, a uma maior quantidade de mineral necessário para dissolver a solução com pH 5 do que na solução com pH 7. É importante notar que, embora a fonte dos iões H^+ sejam os ácidos orgânicos da placa cariogénica, os aniões ácidos não são consumidos na reação de dissolução nem estão envolvidos no equilíbrio de solubilidade. Os iões H^+ são as únicas espécies da solução consumidas nas reacções de desmineralização.

Durante a progressão da cárie, a dissolução mineral ativa ocorre na frente de avanço situada a várias centenas de microns abaixo da superfície do dente. De acordo com a equação 1, a reação de desmineralização pode ser vista como um processo que consiste no transporte de iões H^+ da placa para a frente de avanço e no transporte de iões minerais dissolvidos da frente de avanço para a placa. Seguindo o exemplo acima, será assumido um pH ácido de cerca de 5 para a placa cariogénica. Uma vez que o esmalte sadio, logo após a frente de avanço, não é afetado pelo processo de desmineralização, o pH dos fluidos nos poros do esmalte sadio deve estar próximo do pH fisiológico normal de cerca de 7. Em contraste, os fluidos nos poros do esmalte próximo da superfície do dente teriam um pH semelhante ao da placa adjacente. Foi demonstrado em estudos in vitro que os fluidos nos poros do esmalte ao longo da lesão estão aproximadamente saturados em relação ao mineral do dente durante o processo de desmineralização. Isto implica que a concentração de cálcio ou fosfato no mineral e o seu pH nos fluidos na frente de avanço devem ser muito mais baixos (isto é, 0,1m mol (c)) do que nos fluidos com pH 5 na superfície do esmalte.

Deve notar-se que, uma vez que a concentração salivar de cálcio e fosfato é inferior aos valores correspondentes na placa cariogénica, os iões de cálcio e fosfato salivares não desempenham um papel significativo na diminuição da cariogenicidade da placa. Por outro lado, a saliva pode reduzir a gravidade do desafio através da lavagem dos hidratos de carbono fermentáveis ou do consumo de iões H^+ com tampões salivares.

O requisito termodinâmico mínimo para a desmineralização é que o produto da atividade iónica (que diminui muito rapidamente com o pH) se torne menor do que o K_{SP} , para o mineral do dente. Uma vez que o gradiente de concentração de iões H^+ é a única força motriz para o processo global de desmineralização, um aumento do pH do meio desmineralizante reduzirá a força motriz para o transporte de H^+ para a lesão, diminuindo assim a taxa de desmineralização. Da mesma forma, um aumento nas concentrações de fosfato de cálcio no meio desmineralizador aumentaria os gradientes de concentração contra os quais estes iões são transportados e também reduziria a taxa de desmineralização. Como o flúor diminui muito a taxa de dissolução do mineral do esmalte, o aumento da concentração de flúor nos fluidos orais é extremamente eficaz na inibição da desmineralização.

Mecanismo de Mineralização dos Dentes:

A mineralização é um processo que dura toda a vida, no qual uma substância inorgânica se precipita sobre uma matriz orgânica. Os processos biológicos normais incluem a formação de tecidos conjuntivos duros, como o osso, a dentina e o cemento, nos quais as fibrilhas de colagénio formam um suporte para um arranjo altamente organizado de cristais de fosfato de cálcio uniaxialmente organizados. Os processos patológicos de mineralização resultam em calcificação dentro dos vasos sanguíneos, por exemplo, os cálculos renais ou a formação de cálculos biliares. A compreensão do processo de deposição de minerais é importante para o desenvolvimento de tratamentos para doenças relacionadas com a mineralização e também para a inovação e desenvolvimento de suportes. No entanto, ainda existem lacunas críticas na compreensão do processo. Embora a estrutura do colagénio mineralizado seja agora bem compreendida, a forma como o mineral se precipita com a ordem espacial e hierárquica encontrada nos tecidos é ainda largamente desconhecida. As células controlam o processo de mineralização da morfologia, crescimento, composição e localização dos cristais. As moléculas da matriz extracelular (MEC) e uma série de enzimas, no entanto, dirigem a entrada e fixação de sais minerais (iões de cálcio e fosfato) que ocorrem no osso, dentina e esmalte.

Existem duas fases:

1. A formação de uma matriz proteica calcificável ou de colagénio produzida pelos osteoblastos.

2. Calcificação, que começa como iões de cálcio e fosfato e é precipitada no soro.

O precipitado inicial de fosfato de cálcio tem um aspeto amorfo (sem forma). O fosfato de cálcio amorfo é depositado nos espaços ou compartimentos das fibrilas de colagénio, um processo conhecido como sementeira ou nucleação. A massa amorfa é convertida em hidroxiapatite (o principal constituinte inorgânico) e numa substância lipossolúvel, que actua como determinante do crescimento das poses embrionárias. A apatite cresce em fitas no interior das fibrilas para formar cristalitos. Os cristalitos crescem e formam cristais. À medida que amadurecem, os cristais deslocam a água entre eles. A estreita relação entre o cristal de apatite e a matriz proteica ou modelo ao nível ultra-estrutural sugere que o evento inicial é a nucleação da matriz orgânica com cristais orgânicos. A disposição altamente ordenada dos cristais em tecidos calcificados de vertebrados sugere que a calcificação não é um evento aleatório. A deposição, orientação, tamanho e forma dos cristais são controlados por vários factores.

Os mais importantes são

1. A matriz orgânica
2. O grau de fosforilação
3. A quantidade de substância moída

O padrão de calcificação do esmalte é bastante diferente. A mineralização e a formação da matriz ocorrem simultaneamente desde o início do desenvolvimento do esmalte e à medida que a maturação prossegue. O conteúdo mineral aumenta para um valor de 95 a 97%, enquanto a matriz orgânica cai para um mero vestígio (0,2 a 0,8%). Os cristais de apatite do esmalte podem ser 200 vezes maiores em volume do que os do osso ou da dentina.

REMINERALIZAÇÃO DO ESMALTE

É o processo pelo qual os iões de cálcio e fosfato são fornecidos a partir de uma fonte externa ao dente para promover a deposição de iões em vazios de cristais no esmalte desmineralizado para produzir um ganho mineral líquido. Em termos de considerações de balanço de massa, a remineralização é exatamente o inverso da desmineralização.

Assim, o requisito termodinâmico para a remineralização é também o inverso do requisito para a desmineralização, ou seja, o produto da atividade iónica deve exceder o Ksp.

$(Ca\ )^{2+10}\ (PO4^{3-}\ )6\ (OH\ )^{-2} > Ksp$ (mineral do dente)

Uma vez que a remineralização ocorreria principalmente em condições orais de pH neutro, a difusão de iões H^+ (em qualquer direção) não poderia ser uma força motriz para o processo. No entanto, o transporte passivo de Ca^{2+} e $H_2\ PO_4^-$ pelo gradiente de concentração da saliva e da placa bacteriana para o corpo da lesão são as forças motrizes e são responsáveis pelo aumento do cálcio e dos fosfatos do fluido oral que impulsiona o processo de remineralização. É de notar que as constantes de solubilidade limitam o nível de supersaturação mineral e, por conseguinte, limitam a concentração de iões minerais na solução remineralizante a um nível relativamente baixo. A utilização de uma concentração mais elevada provocaria apenas a formação de precipitação na solução. Mais importante ainda, tais soluções podem induzir a deposição de minerais na superfície do dente, levando à oclusão das vias de difusão de iões na camada superficial densa de minerais da lesão, inibindo a remineralização do corpo da lesão. Assim, um requisito adicional para uma remineralização eficaz é a capacidade de transportar iões minerais da solução exterior para a lesão, de modo a que a precipitação ocorra no corpo da lesão, onde é mais necessária.

A partir do conteúdo de cálcio do esmalte, pode ser demonstrado que a quantidade de cálcio presente num litro de esmalte é de cerca de 30 moles. O teor de cálcio na saliva é de cerca de 1 m mol/L e numa solução remineralizante típica é inferior a 2 m mol/L. Uma vez que apenas uma fração, por exemplo, 1/3 do cálcio na solução pode ser precipitado durante o processo de remineralização, serão necessários cerca de 10.000 volumes de solução remineralizante de saliva para obter cálcio suficiente para formar um volume de esmalte. Também existe uma situação semelhante em relação ao fosfato, em que é necessário um grande volume de solução remineralizante para fornecer os iões minerais necessários, o que sugere que a remineralização in vivo é um processo relativamente lento e requer uma aplicação frequente.

Silverstone contribuiu muito para a compreensão dos pormenores do processo de remineralização na sua revisão da remineralização, tendo salientado que o tamanho dos cristais difere previsivelmente em cada uma das zonas da lesão incipiente e das áreas cariadas remineralizadas. Nas lesões cariosas, os cristais nas duas zonas de desmineralização, ou seja, o corpo da lesão e a zona translúcida, eram mais pequenos do que no esmalte saudável e os cristais nas duas zonas de remineralização, a zona escura e a zona superficial, eram iguais ou maiores em tamanho do que os encontrados no esmalte normal.

CONCEITO DE DESMINERALIZAÇÃO E REMINERALIZAÇÃO

A cárie dentária não é o resultado de um único ataque ácido causado pelo ácido formado como resultado da fermentação de substratos alimentares pela microflora oral. Pelo contrário, é o resultado do desequilíbrio que ocorre no ciclo de desmineralização-remineralização que está continuamente a funcionar na cavidade oral. Este equilíbrio é regido por uma série de factores que promovem a cárie (promovem a desmineralização) ou inibem a cárie (promovem a remineralização). Estes factores estão representados na Figura 38.13 Um ponto importante a ser mencionado é que todos estes factores estão presentes na cavidade oral de cada indivíduo, mas em diferentes proporções, determinando a direção do ciclo de desmineralização-remineralização.

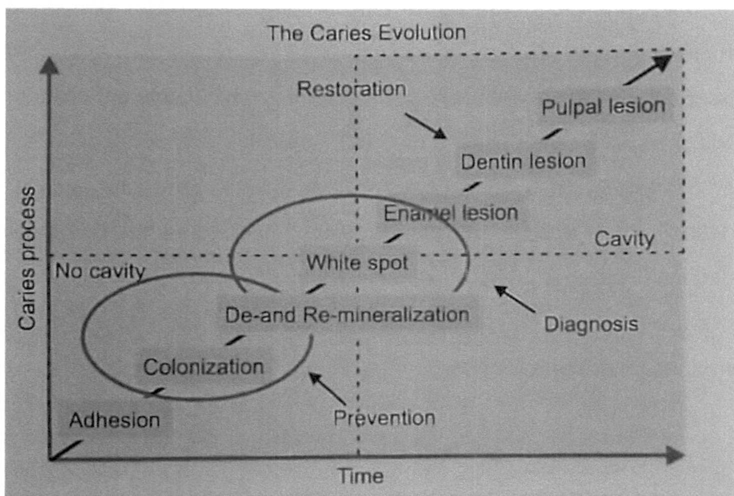

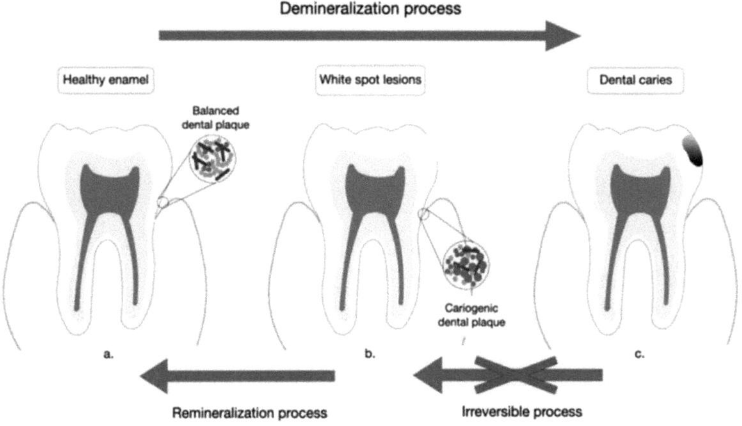

Processos de desmineralização e remineralização:

(a) O esmalte é saudável com uma placa bacteriana equilibrada.

(b) A placa altera-se e torna-se cariogénica, dando início à formação de uma LSM (lesão reversível).

(c) Se a LSM não for tratada e a placa bacteriana não for removida, inicia-se um processo carioso irreversível (lesão cavitada).

CLASSIFICAÇÃO DOS AGENTES REMINERALIZADORES

I. RELACIONADOS COM O FLÚOR

INTERVENÇÕES COMUNITÁRIAS COM FLÚOR:

- Fluoretação da água
- Fluoretação do sal
- Fluoretação do leite

MÉTODOS AUTO-APLICADOS DE ADMINISTRAÇÃO DE FLÚOR:

- Pastas de dentes com flúor
- Comprimidos de flúor
- Bochechos com flúor
- Géis e espumas de flúor

MÉTODOS PROFISSIONAIS DE ADMINISTRAÇÃO DE FLÚOR:

- Géis de fluoreto
- Vernizes com flúor
- Fluoretos de libertação lenta

II. NÃO RELACIONADAS COM O FLÚOR:

1. AGENTES QUE INTERAGEM COM O ESMALTE DENTÁRIO:

- Fosfopeptídeo de caseína fosfato de cálcio amorfo.
- Fosfato de cálcio amorfo
- Fosfato dicálcico di-hidratado
- Nanohydoxyapatite

- Material de vidro bioativo
- Pronamel
- Suporte de carbonato de cálcio
- Cavistat
- Fosfato tricálcico
- Iões trimetafosfato
- Agregado de trióxido mineral modificado biomimeticamente
- Goma de poliol sem sacarose

2. AGENTE NEUTRALIZANTE DOS ÁCIDOS BACTERIANOS:

- Carbonato de cálcio
- Lactato de cálcio
- Glicerofosfato de cálcio
- Fitato de cálcio
- Pasta de dentes com clorofila
- Pasta de dentes amoniada

3. AGENTES ANTIPLACA:

- Antimicrobianos
- Antibióticos

INDICAÇÕES DOS AGENTES REMINERALIZADORES

- Como terapia de prevenção adjuvante para reduzir as cáries em pacientes de alto risco.
- Para reduzir a erosão dentária em pacientes com refluxo gástrico ou outras perturbações.
- Para reparar o esmalte em casos de lesões de manchas brancas.
- Descalcificação ortodôntica ou fluorose ou antes e depois do branqueamento dentário e para dessensibilizar dentes sensíveis.

REQUISITOS IDEAIS DOS AGENTES REMINERALIZADORES

- Deve fornecer cálcio e fosfato para a subsuperfície.
- Não deve fornecer qualquer excesso de cálcio.
- Não deve favorecer a formação de cálculos.
- Deve funcionar com um pH ácido para impedir a desmineralização durante um ataque carioso.
- Deve funcionar em doentes com xerostomia.
- Deve reforçar as propriedades remineralizantes da saliva.

MATERIAIS QUE AJUDAM NA REMINERALIZAÇÃO

FLUORÍDEOS

Existem várias formas de aumentar a remineralização. Pode ser intrínseca ou extrínseca, direta ou indireta. Os fluoretos foram um dos principais elementos que ajudaram na remineralização inicialmente e agora existem vários outros factores como o CPP-ACP e o Xilitol, etc. Existem vários estudos efectuados sobre fluoretos para estudar os efeitos da remineralização, como Stabholz A. et al (1990), que investigaram o efeito invitro de um tratamento com fluoreto de sódio a 2% em raízes expostas oralmente e não expostas submetidas a um processo de desmineralização-remineralização. O tratamento com fluoreto reduziu significativamente a solubilidade.

Sorvari R. et al (1994) estudaram o efeito do verniz e da solução de flúor na erosão inicial do esmalte. Os espécimes foram estudados utilizando um microscópio eletrónico de varrimento. Mostraram que o tratamento do esmalte com flúor tópico (solução ou verniz) antes do desafio ácido pode inibir a erosão inicial. Carlsson P. et al (1995) realizaram um estudo sobre uma prótese parcial removível em que foram colocados blocos de esmalte humano, que foram deixados a adquirir placa natural e foram expostos a um desafio cariogénico através de períodos repetidos numa solução de sacarose fluoretada. Os resultados mostraram que a adição de flúor não teve um efeito significativo na desmineralização. Jay Vaikuntan (2000) afirmou que os vernizes fluoretados são uma forma segura e eficaz de fornecer e reter o flúor na estrutura dentária. Além disso, muitos são eficazes no controlo das cáries, aumentando a remineralização na superfície do dente e inibindo a desmineralização. Duggal M.S. et al (2001) no seu estudo investigou a extensão da desmineralização de placas de esmalte in situ, com uma solução à base de açúcar, consumida em quantidades constantes mas com várias frequências em indivíduos com e sem a utilização de pasta dentífrica com flúor. Demonstraram a importância da pasta dentífrica com flúor na re/desmineralização, variando a frequência do desafio de hidratos de carbono in situ. Verificou-se que, quando se utilizaram pastas dentífricas sem flúor, houve uma maior desmineralização em todas as frequências. Lynch E. e Bayson A. (2001) afirmaram que o flúor é uma pedra angular nas formulações de dentífricos para uma terapia económica e anticárie. A cárie radicular é um problema primordial nos idosos dentados. O uso de um dentifrício com alto teor de flúor pode ser considerado para reverter a cárie radicular primária, uma vez que o flúor ajuda a diminuir a função glicolítica e a produção de ácido da microflora cariogénica, ajudando assim a remineralização a ocorrer. Cury J.A. et al (2001) sugeriram que o bicarbonato de sódio não melhora nem prejudica o efeito do dentífrico com flúor na redução da desmineralização e no aumento da remineralização do esmalte. Lagerveij M.D. e Tencate J.M. (2002) efectuaram um estudo para determinar a quantidade máxima de remineralização do esmalte que pode ser alcançada com a aplicação diária de uma concentração muito elevada de flúor. A duração do estudo foi de 4 semanas, tendo-se verificado que a utilização de quantidades elevadas de flúor resultou numa taxa máxima de remineralização. Zero D.T. (2004), no seu estudo, demonstrou o efeito remineralizante de um enxaguatório bucal experimental contendo flúor e óleos essenciais num modelo de teste de cárie intra-oral. Existem alguns estudos contraditórios que provaram que o flúor não pode evitar a desmineralização causada por bebidas ácidas; por exemplo, Carlsson P. et al (1995) realizaram um estudo sobre uma prótese parcial removível na qual foram colocados blocos de esmalte humano, que foram autorizados a adquirir placa natural e foram expostos a um desafio cariogénico por períodos repetidos numa solução de sacarose fluoretada e os resultados mostraram que não foi possível detetar qualquer efeito significativo na desmineralização através da adição de flúor. Larsen M.J. e Richards A. (2002) compararam as capacidades erosivas de algumas bebidas com sabor a fruta, frescas ou saturadas com fluoreto de cálcio, com o seu conteúdo de ácidos e com resultados anteriores de alguns refrigerantes carbonatados. Verificaram que a saturação com fluoreto de cálcio reduziu o desenvolvimento invitro da erosão em 28% induzida por bebidas com pH superior a 3; em bebidas com pH inferior a 3, a erosão não foi afetada pelo pH, apesar da concentração total de fluoreto até 20 ppm.

EFEITOS DO FLÚOR NA REMINERALIZAÇÃO:

Nas últimas 4 décadas, o elemento flúor estabeleceu-se como o agente anti-cárie mais utilizado e o agente mais útil na medicina dentária preventiva. Desde 1946, quando Bibby investigou pela primeira vez a utilização do flúor como enxaguante, este foi incorporado numa série de veículos, desde a água até ao mais complexo, o dentífrico. A capacidade do flúor para ajudar a prevenir a cárie dentária foi estabelecida por um vasto número de estudos clínicos.

Existem três mecanismos pelos quais o flúor inibe a cárie e, normalmente, mais do que um está envolvido. Estes mecanismos são

1. Um aumento da resistência do esmalte à solubilidade ácida como resultado de uma elevada concentração de flúor na superfície externa do esmalte.

2. A capacidade do flúor para remineralizar, desmineralizar ou hipomineralizar o esmalte.

3. Efeitos antibacterianos do flúor sobre o crescimento da placa bacteriana, a glicólise, a síntese de glicogénio, a produção de ácido,

a produção de polissacáridos extracelulares necessários para a adesão da placa à superfície dentária e a solubilidade dos depósitos de fosfato de cálcio na placa.

A quantidade de proteção contra a cárie que um dente receberá do flúor depende da extensão e intensidade do desafio (consumo de açúcar, bactérias cariogénicas da placa, fissuras profundas, etc.). Quando os desafios locais são muito grandes, o condicionamento prévio do dente com flúor não será capaz de superar os seus efeitos destrutivos.

A ação do flúor ocorre quando o flúor é incorporado no mineral do dente, substituindo o OH^- na rede OHA_p , resultando na conversão da OHA_p , em fluorapatite (FA) com a fórmula Ca $(_{10}$ PO $)_{46}$ F_2 e a correspondente expressão de solubilidade.

$$IAP\ (FA_P) = (Ca\ )^{2+10}\ (PO\ )_4^{3-6}\ (F\ )^{-2}$$

Quando incorporado na estrutura cristalina do mineral como fluoreto ligado ao dente, o fluoreto encontra-se numa forma altamente estável e não é libertado para a solução, exceto em condições extremamente ácidas. Assim, não se espera que o fluoreto ligado ao dente desempenhe um papel significativo no processo de remineralização. Em contraste, o flúor ambiente é um parâmetro muito importante na remineralização. Numerosos estudos de remineralização in situ demonstraram que as aplicações tópicas de flúor promovem significativamente a remineralização de lesões de esmalte na boca.

O fluoreto ambiente desempenha um papel importante no processo de remineralização como um catalisador para a precipitação de OHA. Especificamente, foi demonstrado que o flúor aumenta a taxa de precipitação de OHA, sendo o efeito altamente significativo mesmo em baixas concentrações de flúor. Por exemplo, concentrações de fluoreto de

0,2 ppm em condições em que o mineral precipitado resultante continha apenas uma quantidade muito pequena de fluoreto no que diz respeito à remineralização, Estudos in vitro mostraram que baixos níveis de fluoreto em solução aumentavam drasticamente a taxa de remineralização. No entanto, tal como acontece com o cálcio e os fosfatos, foi sugerido que um nível excessivo de fluoreto ambiente pode induzir a obturação da camada superficial da lesão, inibindo assim o processo de remineralização.

ABORDAGENS PARA AUMENTAR OS NÍVEIS DE FLUORETO ORAL:

Os dentífricos que contêm 250 ppm e 1000 ppm de F como fluoreto de sódio (Na F) são considerados "padrões de ouro" devido à sua resposta próxima bem documentada e quimicamente observada no que diz respeito aos efeitos anti-cárie (Proskin, Chilton e Kingsman 1992). Os empréstimos orais de flúor aumentados por aplicações de dentífrico com flúor diminuíram ainda mais rapidamente quando os indivíduos enxaguaram com água após a aplicação do dentífrico. (Duckworth, Knoop e Stephen 1991). Uma vez que um nível elevado de fluoreto nos fluidos orais é importante para reduzir a gravidade da desmineralização durante um desafio cariogénico e aumentar o potencial de remineralização durante a condição de repouso, seria altamente desejável prolongar o tempo durante o qual os níveis de fluoreto estão elevados.

Estudos recentes demonstraram que um enxaguamento de dois componentes (NO SIF /$CaCl_{262}$) que precipita fluoreto de cálcio (CaF_2), como enxaguamento para aplicação oral de fluoreto em lesões, deposita quantidades significativamente maiores de fluoreto nos dentes (Chow & Takagi, 1991) e na placa bacteriana e saliva (Vogel & outros 1992) em comparação com um enxaguamento convencional com fluoreto de sódio

(NaF) com a mesma concentração de 228 ppm de fluoreto. Um estudo de remineralização invivo também mostrou que o enxaguamento de dois componentes produziu um maior efeito de remineralização do que o enxaguamento com NaF (Chow & outros 2000). Finalmente, os estudos mostraram que o enxaguamento de dois componentes com um teor de flúor mais baixo (1/4ppm F) foi mais eficaz do que o enxaguamento com NaF a 228ppm na deposição de flúor nos dentes, remineralizando lesões de esmalte invitro. Estes resultados sugerem que a deposição de flúor e os efeitos anti-cárie de um enxaguamento com flúor (dentífrico) não são uma função direta do enxaguamento com flúor, mas dependem da capacidade do enxaguamento para depositar flúor nos substratos orais numa forma prontamente disponível. Daqui decorre que, com a utilização de um sistema de administração de dois componentes ou "ativo" (em que ocorre uma reação durante a aplicação para precipitar o fluoreto de cálcio), o teor de fluoreto dos dentífricos pode ser reduzido dos actuais 1100 ppm sem sacrificar a quantidade de fluoreto depositado que pode mais tarde estar disponível para manter a concentração de fluoreto no fluido oral e, inversamente, a deposição de fluoreto pelos dentífricos pode ser significativamente melhorada sem aumentar o teor de fluoreto.

MÉTODOS ACTUAIS DE ADMINISTRAÇÃO DE FLÚOR

A principal razão para o sucesso do flúor tem sido o seu baixo custo e a variedade de formas em que pode ser administrado. A adição de flúor à água e ao sal assegura que a aplicação regular pode ser conseguida com pouco ou nenhum esforço individual. O flúor também pode ser facilmente formulado para produzir produtos de higiene oral, proporcionando uma gama de benefícios que se tornam parte integrante da rotina diária de higiene. Os produtos de flúor aplicados profissionalmente podem ser aplicados com um mínimo de cooperação do doente e podem ser calendarizados para coincidir com os check-ups regulares de rotina dentária ou com as visitas à escola por um dentista ou enfermeiro da comunidade. Embora os métodos de administração de flúor possam ser divididos em sistémicos (água, suplementos, leite e sal) e tópicos (pasta de dentes, géis, vernizes, aplicações de tinta e bochechos), esta divisão é, na melhor das hipóteses, arbitrária. Não existem provas sólidas que sugiram que o principal modo de ação do flúor, quer seja administrado por via sistémica ou tópica, seja o resultado da sua atividade na cavidade oral e há poucos benefícios diretos da ingestão de flúor. Um método alternativo de classificação dos vários sistemas de administração de flúor consiste em considerar os métodos de aplicação comunitários, auto-aplicados e profissionais, mas, tal como acontece com muitos esquemas de classificação, é inevitável alguma sobreposição.

Intervenções com flúor baseadas na comunidade

As principais intervenções comunitárias no domínio do flúor baseiam-se na adição de pequenas quantidades de flúor à água e ao sal. Como medidas de saúde pública, podem atingir uma penetração generalizada numa população e requerem pouco ou nenhum esforço individual. A sua principal desvantagem é o facto de o flúor ser inevitavelmente ingerido e, por conseguinte, prevalecerem formas ligeiras de fluorose.

Fluoretação da água

O fluoreto está amplamente disperso no ambiente e ocorre naturalmente no abastecimento de água, geralmente em concentrações muito baixas (0,1-1,0 mg F/L).

Os estudos que analisam a eficácia da fluoretação da água podem ser divididos em dois tipos: auto-controlados e controlados. Nos estudos auto-controlados, a prevalência da cárie é comparada retrospetivamente com os níveis de cárie antes da introdução da fluoretação. Nos estudos controlados, uma área fluoretada é comparada com uma área semelhante na qual a fluoretação da água não foi implementada. Idealmente, neste último caso, deve ser estabelecido que antes da introdução da fluoretação os níveis de cárie eram semelhantes nos dois locais. Os estudos autocontrolados podem ser difíceis de interpretar, uma vez que não têm em conta quaisquer alterações na experiência de cárie que possam ser atribuídas a outros factores que não a fluoretação da água, tais como o aumento da disponibilidade de outras formas de fluoreto. Assim, as reduções de cáries podem ser sobrestimadas se houver uma redução simultânea na experiência de cáries na população como um todo. Em estudos controlados, é possível que ocorram mudanças nas populações que sejam independentes da fluoretação da água, como a migração da população.

É importante notar que a maioria dos estudos foi efectuada antes de 1980. Estudos mais recentes sugerem que as diferenças entre comunidades fluoretadas e não fluoretadas podem ser menos dramáticas, possivelmente em resultado da utilização generalizada de pasta dentífrica com flúor e outras formas de flúor e de um declínio subjacente na experiência de cárie.

Se existir uma infraestrutura adequada numa área com uma elevada incidência e prevalência da doença, a fluoretação da água é a medida de saúde pública mais rentável para controlar a cárie dentária. Em muitas partes do mundo, existem sistemas de água canalizada doméstica que servem grandes populações, pelo que o flúor pode ser distribuído de forma muito económica à maioria da comunidade. Esses indivíduos beneficiam do flúor sem qualquer participação "ativa" na intervenção e, como a água é consumida em alimentos e bebidas ao longo do dia, são feitas aplicações regulares para maximizar os benefícios.

Infelizmente, nem todas as fontes de abastecimento de água são passíveis de fluoretação rentável e a razão mais forte para a sua adequação como medida de saúde pública, a sua natureza passiva, é também a principal razão para a sua falta de aceitação. Uma vez que o flúor é adicionado ao abastecimento doméstico de água, os consumidores têm pouca escolha a não ser utilizá-lo, o que levou a uma forte oposição baseada na perceção de uma falta de liberdade de escolha. Outros problemas que tornaram a fluoretação da água menos apropriada atualmente em muitas partes desenvolvidas do mundo incluem a disponibilidade generalizada de outros produtos que contêm flúor, a possibilidade de exposições múltiplas ao flúor resultando num risco acrescido de fluorose, a variabilidade do consumo doméstico de água numa comunidade, uma redução dramática dos níveis de cárie, o que significa que, em alguns casos, o risco de fluorose pode ultrapassar os benefícios, e o conhecimento de que o flúor não precisa de ser ingerido para proporcionar benefícios substanciais.

Fluoretação do sal

A ideia de adicionar flúor ao sal de mesa surgiu na Suíça após o sucesso da adição de iodo para ajudar a prevenir o bócio. Este sistema de distribuição oferece muitas das vantagens da fluoretação da água, na medida em que o flúor é fornecido em pequenas quantidades quando os alimentos são consumidos ao longo do dia e a sua utilização requer pouca ou nenhuma modificação da rotina familiar. Ao contrário da fluoretação da água, os consumidores têm a opção de comprar sal fluoretado ou não fluoretado e, por isso, geralmente há relativamente poucos problemas com a implementação. No entanto, tem havido preocupações quanto ao facto de o consumo de sal e, consequentemente, de flúor ser bastante variável entre as famílias, resultando num risco de fluorose para aqueles que consomem grandes quantidades. Além disso, a promoção do sal é contrária a outras mensagens de saúde que sugerem que o seu consumo deve ser reduzido para minimizar as doenças cardíacas.

A concentração de flúor tem variado entre 90 e 350 mg/kg e o grau de penetração tem variado consoante o sal esteja disponível apenas a nível doméstico ou tenha sido também utilizado em processos de fabrico, como em padarias, ou em restaurantes e escolas. O nível adequado de fluoreto no sal para uma determinada comunidade depende de uma avaliação cuidadosa do consumo global esperado de sal e do nível esperado de ingestão de fluoreto de outras fontes, como a pasta de dentes.

Fluoretação do leite

A fluoretação do leite líquido, em pó e de longa duração foi implementada para pequenos grupos em muitas partes do mundo, incluindo a Europa de Leste, a China, o Reino Unido e a América do Sul (Stephen et al., 1999). Proporciona benefícios nutricionais e anticáries e tem a vantagem, em relação à fluoretação da água, de poder ser dirigida diretamente a segmentos de uma população considerados de risco. Particularmente em intervenções baseadas na escola, o nível de ingestão de flúor e a idade em que é consumido podem ser controlados para minimizar o risco de fluorose. A disponibilidade de leite fluoretado e não fluoretado garante a escolha do consumidor.

Foram levantadas algumas preocupações relativamente à fluoretação do leite, relacionadas com a eficácia da administração de flúor e com os esquemas de absorção por diferentes segmentos da população. Inicialmente, receava-se que, devido ao facto de o leite ser rico em cálcio, o flúor fosse inactivado. No entanto, parece que a maior parte do flúor está disponível no leite até uma concentração de cerca de 5 ppm. O flúor do leite acaba por ser absorvido no intestino, mas menos rapidamente do que o da água.

Métodos auto-aplicados de administração de flúor

Pasta de dentes com flúor

A preparação para a limpeza dos dentes e para a proteção contra o mau odor oral tem sido utilizada em pó ao longo dos tempos. Os primeiros textos egípcios, chineses, gregos e romanos descrevem várias formulações. Os romanos esfregavam os dentes com lã e dentífricos feitos de chifre de veado queimado, cabeças e pés de animais, e também usavam pedra-pomes misturada com conchas em pó de vários tipos. O sal, frequentemente misturado com outros ingredientes, era e continua a ser muito utilizado em muitas partes do mundo como dentífrico.

É importante compreender que, apesar de os profissionais de saúde acreditarem que os seus pacientes devem utilizar pastas dentífricas pelos benefícios que proporcionam à saúde, esta não é a razão pela qual a maioria dos consumidores as utiliza. Ao longo dos tempos, a motivação mais poderosa para limpar os dentes tem sido os benefícios cosméticos relacionados com a limpeza, a remoção de manchas, a brancura e a proteção contra o mau odor oral. Para a maioria da população, a cárie dentária é importante apenas na medida em que previne a perda de dentes e as cáries que podem afetar a aparência ou resultar em dor. É também interessante notar que o flúor até ao nível de 1500 ppm é considerado um produto cosmético e não farmacêutico na Europa e noutros locais pelas agências governamentais.

Em todo o mundo, a pasta dentífrica com flúor é, de longe, o método mais utilizado para a aplicação de flúor. É normalmente utilizado em casa, mas também tem sido utilizado em programas preventivos comunitários e escolares. Os dentífricos com flúor foram disponibilizados pela primeira vez em 1995, quando o dentífrico Crest, contendo 0,4% de fluoreto estanoso, foi comercializado nos EUA. Atualmente, estão disponíveis centenas de pastas de dentes diferentes que contêm flúor.

A maioria dos estudos clínicos que compararam pastas dentífricas com flúor e sem flúor foram realizados nas décadas de 1960 e 1970, utilizando monofluorofosfato de sódio ou fluoreto estanoso.

Formulação

A forma como a pasta de dentes é fabricada pode ter um impacto significativo na eficácia do produto. Algumas das primeiras pastas de dentes com flúor eram inactivas, uma vez que eram fabricadas com um abrasivo de giz que reagia com o flúor para formar fluoreto de cálcio insolúvel. Em algumas partes do mundo, as pastas dentífricas ainda hoje são fabricadas com combinações inadequadas de ingredientes que resultam em formulações inactivas. Por conseguinte, é vital que as pastas dentífricas sejam amplamente testadas, idealmente em ensaios clínicos em humanos, antes de serem recomendadas aos doentes.

No fabrico de pastas dentífricas é utilizada uma grande variedade de espécies de fluoreto. As duas mais utilizadas são o fluoreto de sódio e o monofluorofosfato de sódio. Também estão disponíveis pastas dentífricas com fluoreto de amina e há alegações de que esses compostos podem ser mais eficazes na redução da solubilidade do esmalte do que os fluoretos inorgânicos. No entanto, a documentação de ensaios clínicos que apoia a utilização de pastas dentífricas com fluoreto de amina é limitada e geralmente de pior qualidade do que a disponível para as formulações de fluoreto de sódio e monofluorofosfato de sódio.

Quando o fluoreto de sódio é utilizado como ingrediente ativo, devem ser utilizados abrasivos inertes como a sílica, uma vez que os iões de cálcio nos abrasivos à base de giz reagem com o fluoreto livre para inativar a pasta de dentes. As formulações à base de sílica tendem a ser mais caras de produzir do que as alternativas à base de giz. Recentemente, as formulações à base de sílica tendem a ser mais caras de produzir do que as alternativas à base de giz. Recentemente, as formulações à base de sílica tornaram-se mais amplamente utilizadas, pois permitem que os fabricantes ofereçam benefícios adicionais, como o branqueamento e a melhoria da saúde das gengivas, incluindo ingredientes adicionais. As pastas de dentes em gel também permitem que o formulador ofereça uma gama mais ampla de aparência e cor para atrair os consumidores.

Um dos principais factores determinantes da eficácia da pasta de dentes é a sua concentração de flúor. A rotulagem de pastas dentífricas para utilização por crianças pode ser um problema particular. Essas pastas dentífricas são frequentemente aromatizadas e formuladas para as tornar mais apelativas para as crianças, mas as concentrações de flúor nessas pastas podem ser bastante variáveis. Alguns fabricantes fornecem níveis mais baixos de flúor para reduzir o risco de ingestão excessiva de flúor, enquanto outros contêm o mesmo nível de flúor que nas formulações para adultos. Para fornecer informações mais significativas aos consumidores, a rotulagem em partes por milhão de flúor é atualmente fornecida por muitos fabricantes.

Em muitas partes do mundo, muitas crianças estão atualmente a utilizar pastas dentífricas com baixo teor de flúor. Por exemplo, no Reino Unido, onde a maior parte da água potável não contém flúor, 39% das crianças entre os 4 e os 6 anos de idade estão a utilizar pastas dentífricas com menos de 600 ppm de F. O impacto do aumento da disponibilidade e da utilização de pastas dentífricas com baixo teor de flúor na incidência de cáries ainda está por verificar.

Para as crianças pequenas, se forem feitas recomendações para reduzir o nível de flúor contido na pasta dentífrica para minimizar a quantidade de flúor ingerida e, consequentemente, a fluorose, o benefício potencial do produto será inevitavelmente reduzido. A recomendação do nível de flúor mais adequado a ser utilizado na pasta dentífrica para crianças necessita de uma análise cuidadosa numa base individual após uma avaliação cuidadosa do risco. Para as crianças com baixo risco de cárie e/ou em risco de exposição excessiva ao flúor devido a múltiplas exposições ao flúor a partir da água ou de comprimidos, podem ser adequados níveis mais baixos de flúor na pasta dentífrica. Para aqueles com alto risco de cárie, devem ser fornecidas concentrações mais elevadas de flúor na pasta de dentes. Embora a quantidade de fluoreto ingerida por crianças pequenas deva ser controlada, pode haver lugar para pastas dentífricas contendo mais de 1500 ppm F para os idosos, alguns adultos e crianças mais velhas em que a fluorose não é um problema. As pastas dentífricas que contêm 5000 ppm F ou mais estão disponíveis em algumas partes do mundo e, se a sua utilização for cuidadosamente controlada, podem ser úteis para o controlo de formas desenfreadas de cárie durante períodos limitados.

Quantidade de flúor aplicada

A dose de flúor utilizada é uma função da quantidade de pasta dentífrica aplicada e da sua concentração. Existem poucas evidências que sugiram que, com uma utilização normal, a quantidade (dose) de flúor aplicada seja um fator determinante da eficácia dos anticáries. Os ensaios clínicos não encontraram qualquer associação entre a quantidade de pasta dentífrica utilizada e a eficácia dos anticáries, ao passo que a concentração de flúor é um fator determinante dos níveis de flúor na placa bacteriana e da sua eficácia. Os reservatórios de flúor na cavidade oral são relativamente pequenos quando comparados com o volume de pasta dentífrica aplicada e, por conseguinte, é o gradiente de concentração entre a pasta dentífrica e os reservatórios de flúor que é responsável pela absorção do flúor.

Este facto tem implicações importantes para a forma como os dentistas devem recomendar a utilização de pastas dentífricas com flúor aos pacientes e, em particular, às crianças pequenas. O risco de fluorose é primariamente dependente da dose total de flúor ingerida, enquanto o benefício da cárie parece ser dependente da concentração. Portanto, se for possível minimizar a quantidade de pasta aplicada, mas maximizar a sua concentração de flúor, isso maximizará o benefício anticárie, minimizando o risco de fluorose. A recomendação para crianças pequenas de usar uma quantidade de pasta do tamanho de uma ervilha é apropriada.

Recomendações gerais para a utilização de pasta dentífrica com flúor

Utilize uma pasta dentífrica com flúor acreditada e escove os dentes duas vezes por dia, antes de se deitar e noutra altura do dia, de preferência à hora das refeições. Utilizar uma pequena quantidade de água para remover os resíduos da pasta dentífrica.

Considerar a concentração apropriada de flúor no creme dental para um indivíduo após avaliar o risco potencial de cárie e a exposição geral ao flúor. Considerar a utilização de pastas dentífricas com baixo teor de flúor para crianças com baixo risco de cárie ou com múltiplas exposições ao flúor.

Para as crianças pequenas, a escovagem deve ser supervisionada e é importante que a pasta de dentes esteja fora do seu alcance para minimizar o risco de as crianças comerem pasta de dentes e, durante a escovagem, as crianças devem usar uma quantidade de pasta do tamanho de uma ervilha.

Comprimidos de flúor

As pastilhas de flúor foram introduzidas no final da década de 1940 para tentar imitar a administração de flúor proveniente da fluoretação da água, e a maioria utiliza fluoreto de sódio. A dosagem foi baseada num consumo médio de um litro de água contendo 1 ppm F por dia, fornecendo 1 mg de fluoreto. No entanto, a toxicidade do flúor, tal como acontece com outros medicamentos, está relacionada com a dose por quilograma de peso corporal e a dose prescrita deve estar relacionada com o peso da criança. Os esquemas de dosagem variam em todo o mundo, mas a maioria tem em conta a idade (peso) da criança.

Calendário recomendado de comprimidos de flúor (mg.F/dia) para quatro países da Europa:

	Year of life[a]						
	0-1[a]	1-2	2-3	3-4	4-5	5-6	6+
France	0.25	0.25	0.5	0.5	0.75	0.75	1.0
Switzerland	0.25	0.25	0.5	0.5	0.75	0.75	1.0
Germany	0.25	0.25	0.5	0.75	0.75	0.75	1.0
Australia	0.25	0.25	0.5	0.5	0.75	1.0	1.0

Em França e na Alemanha, recomenda-se que a ingestão comece à nascença e, na Suíça e na Áustria, aos 6 meses. Há mais de 20 anos, ficou claro que o flúor exerce predominantemente o seu efeito cariostático de forma pós-eruptiva. Assim, a ingestão de flúor tem pouco ou nenhum efeito pré-eruptivo no desenvolvimento de cáries, mas apresenta um risco claro de fluorose dentária. No entanto, muitos países continuam a defender a ingestão de suplementos desde o nascimento ou pouco depois, tal como recomendado pela American Dental Association em 1958. Os suplementos de flúor são produzidos não só sob a forma de comprimidos (ou gotas) destinados a serem engolidos, mas também sob a forma de pastilhas destinadas a serem mastigadas e chupadas. Este facto é importante, uma vez que ensaios clínicos bem concebidos e bem conduzidos demonstraram que os suplementos de flúor proporcionam reduções de cáries pós-operatórias de 20-28% ao longo de 3-6 anos em crianças em idade escolar. É provável que as pastilhas de flúor de dissolução lenta possam ser um método de escolha no controlo das cáries em certos grupos de crianças, adultos e, não menos importante, nos idosos, que podem ter uma elevada taxa de incidência de cáries. A lógica é que os suplementos ajudarão a manter os níveis de flúor nos fluidos orais, o que afectará o desenvolvimento e a progressão das lesões de cárie.

Bochechos com flúor

Embora os enxaguatórios bucais que contêm fluoreto de fosfato acidulado (APF), fluoreto estanoso, fluoreto de amónio e fluoreto de amina tenham sido formulados em diferentes concentrações, estão mais frequentemente disponíveis como 0,05% NaF (227 ppm F) para enxaguamento diário e 0,2% NaF (909 ppm F) para enxaguamento semanal. Tipicamente, 10 ml da solução são bochechados durante 1 minuto. Os ensaios clínicos de ambos os regimes demonstram reduções médias de cárie de aproximadamente 30%. Embora a redução percentual na incidência de cáries seja semelhante para os enxaguamentos semanais e diários, as diferenças numéricas nas superfícies "salvas" da cárie em cada ano são geralmente mais elevadas para os regimes de enxaguamento diário, reflectindo diferenças nas populações estudadas. Nas áreas com água potável fluoretada, o número de superfícies "salvas" da cárie por ano é muito menor, reflectindo a menor incidência de cáries nestas populações.

Géis e espumas de fluoreto

Os géis e espumas de flúor estão disponíveis em muitas partes do mundo para auto-aplicação. Contêm uma variedade de níveis de flúor que vão desde níveis semelhantes aos encontrados nos colutórios até 5000 ppm F. A sua viscosidade torna-os fáceis de aplicar em moldeiras e consegue-se uma excelente entrega de flúor à dentição.

Métodos profissionais de administração de fluoretos

Géis de flúor

Os géis, espumas e soluções de flúor que contêm concentrações de flúor mais elevadas (5000-12300 ppm F) do que as recomendadas para uso doméstico estão disponíveis para aplicação no consultório dentário.

Alguns géis são tixotrópicos, de modo que fluem sob pressão e penetram entre os dentes, mas permanecem viscosos, ajudando a retenção nas moldeiras. Para ajudar a evitar a ingestão, recomenda-se que o doente se sente direito e não engula. Não devem ser aplicados mais de 2,5 ml de gel por moldeira e devem ser utilizadas moldeiras personalizadas ou de stock devidamente ajustadas com revestimentos absorventes. Devem ser utilizados dispositivos de sucção durante e após o tratamento e o excesso de gel deve ser removido com gaze. Os doentes devem cuspir cuidadosamente após o tratamento. Normalmente, recomenda-se a sua utilização duas vezes por ano, mas quando estão presentes cáries mais graves, podem ser utilizadas com maior frequência.

Vernizes

Os vernizes ou lacas de flúor têm sido utilizados nos consultórios dentários e em programas comunitários há mais de 30 anos. São geralmente utilizados para fornecer flúor a sítios ou superfícies específicas em risco na boca e são normalmente aplicados em intervalos de 3 ou 6 meses. Contêm frequentemente níveis elevados de flúor e são concebidos para endurecer no dente para ajudar na retenção. O mais utilizado é o verniz Duraphat que contém 5% de fluoreto de sódio (22600 ppm F) em suspensão em álcool com um sistema de resina que endurece em contacto com a saliva.

Fluoreto de libertação lenta

Um sistema ótimo de fornecimento de flúor seria aquele que fornecesse pequenas quantidades de flúor ao longo do dia, de modo a manter níveis elevados e consistentes de flúor na placa bacteriana com pouco ou nenhum esforço individual. Por conseguinte, tem havido um interesse considerável em métodos de libertação lenta de flúor no ambiente oral. Para ser eficaz, a libertação de flúor tem de ser constante e sustentada e o dispositivo tem de ser mantido na boca sem causar danos nos tecidos moles ou soltar-se. As experiências com materiais de vidro de libertação lenta retidos na superfície vestibular dos dentes molares revelaram-se promissoras e foram também avaliadas pastilhas bioadesivas e outros sistemas, mas tem havido problemas significativos com a retenção intra-oral e a manutenção de um nível consistente de libertação de flúor.

Uma abordagem alternativa consiste em utilizar materiais dentários para fornecer flúor. É importante que a adição de flúor não comprometa as propriedades necessárias do material de restauração. Os materiais de restauração de silicato e os cimentos de ionómero de vidro contêm entre 15 e 20% de flúor e o flúor também foi adicionado a outros materiais dentários, como o compósito e a amálgama. Estes materiais podem potencialmente fornecer um reservatório de flúor para ajudar a prevenir cáries secundárias e para prevenir ou ajudar a remineralizar cáries em dentes ou superfícies adjacentes. A adição de flúor aos selantes de fissuras é uma forma interessante de administração de flúor.

AGENTES REMINERALIZANTES NÃO FLUORETADOS:

1. Fosfopeptídeo de caseína Fosfato de cálcio amorfo (CPP-ACP)

Os fosfopeptídeos de caseína (CPPs) são produzidos a partir da digestão tríptica da caseína, agregados com fosfato de cálcio e purificados por ultrafiltração. CPP-ACP é o acrónimo de um complexo de fosfopeptídeos de caseína e fosfato de cálcio amorfo. Esta tecnologia Recaldent foi desenvolvida por Eric Reynolds, Austrália. O CPP que contém a sequência de grupos de aminoácidos - Ser (P)-Ser (P)-Ser (P)-Glu-Glu- tem a capacidade de ligar e estabilizar o cálcio e o fosfato em solução, bem como de ligar a placa dentária e o esmalte dos dentes.

A caseína, ou proteína do leite, é uma proteína que se encontra em maior concentração no queijo. O queijo é conhecido pela humanidade há mais de quatro mil anos. A maioria das autoridades considera que o queijo foi feito pela primeira vez no Médio Oriente. O tipo mais antigo era uma forma de leite azedo que surgiu quando se descobriu que os animais domesticados podiam ser ordenhados. Segundo uma história lendária, o queijo foi "descoberto" por um árabe desconhecido chamado Nómada. Diz-se que encheu um alforge com leite para o sustentar numa viagem a cavalo pelo deserto. Após várias horas de cavalgada, parou para matar a sede, mas descobriu que o leite se tinha separado num líquido aguado pálido e em grumos brancos sólidos, porque o alforge, que era feito do estômago de um animal jovem, continha uma enzima coagulante conhecida como renina. O leite tinha sido efetivamente separado em coalhada e soro pela combinação da renina, do sol quente e dos movimentos a galope do cavalo. O nómada, despreocupado com pormenores técnicos, considerou o soro potável e a coalhada comestível.

Apesar de vários investigadores terem demonstrado o efeito protetor do leite contra a cárie, foi Schuphachet al. que demonstrou que o efeito protetor do leite contra a cárie depende da presença de micelas de caseína; se estas micelas forem desnaturadas quimicamente, o efeito protetor é quase eliminado.

O fosfopeptídeo de caseína fosfato de cálcio amorfo (CPP-ACP) é um dos materiais actuais que ajudam na remineralização da estrutura dentária. Verifica-se que o CPP actua estabilizando o fosfato de cálcio em solução, o CPP pode manter gradientes de elevada concentração de iões de cálcio e fosfato e pares de iões nas lesões subsuperficiais, produzindo assim elevadas taxas de desmineralização do esmalte. Reynolds também afirmou que o CPP-ACP actua ligando-se à placa dentária, criando uma elevada concentração de iões de cálcio e fosfato. Estes iões deslocam-se para o espaço entre as varetas, deixando os péptidos ligados à placa. Estabiliza 100 vezes mais iões de cálcio e fosfato do que o normalmente possível em solução aquosa a pH neutro ou alcalino antes da precipitação espontânea. O fosfato de cálcio estabilizado pelo CPP para produzir uma solução estável supersaturada no que respeita à fase amorfa e cristalina do fosfato de cálcio demonstrou remineralizar as lesões subsuperficiais do esmalte.

Mecanismo da CPP-ACP

Através dos seus múltiplos resíduos de fosforilo, os CPPs ligam-se para formar aglomerados de ACP em solução metaestável, impedindo o seu crescimento até ao tamanho crítico necessário para a nucleação e precipitação.

O mecanismo proposto de anticariogenicidade para o CPP-ACP é que ele localiza agentes internalizantes ACP na placa dentária, que tamponam as actividades livres de cálcio e iões fosfato, ajudando assim a manter um estado de supersaturação em relação ao esmalte dentário, deprimindo a desmineralização e aumentando a remineralização.

Foi demonstrado que os CPP mantêm os iões de flúor em solução, aumentando assim a eficácia do flúor como agente remineralizante. Pode ser administrado através de mousse dentária GC, bochechos de goma de mascar, pastas dentífricas que reduzem a sensibilidade dentária.

UTILIZAÇÕES:

- O CPP-ACP pode ser utilizado para remineralizar lesões cariosas precoces.
- Tem a capacidade de neutralizar a ação dos ácidos em caso de erosão.
- Foi proposto que o CPP-ACP (GC Tooth-Mousse) tem uma vantagem sobre a pasta de dentes com flúor quando se trata de neutralizar os ácidos na cavidade oral.

2. Fosfato dicálcico di-hidratado

O fosfato dicálcico di-hidratado, CaHPO 2H_{42} O, cujo nome quimicamente correto é hidrogenofosfato de cálcio di-hidratado, o mineral brushite pode ser facilmente cristalizado a partir de soluções aquosas a pH 6,5. O DCPD é adicionado às pastas de dentes para proteção contra as cáries (neste caso, é associado a compostos que contêm F, como NaF e/ou Na_2 PO_3 F) e como agente de polimento suave. O DCPD (brushite) e o fosfato octacálcico (OCP) têm sido relacionados como sendo precursores da formação de apatite. A saliva artificial tem frequentemente um potencial desmineralizante ou é neutra; apenas algumas oferecem o potencial de remineralização. Os efeitos de várias adições de cálcio e fosfato a um substituto de saliva comercialmente disponível na remineralização da dentina desmineralizada foram investigados, tendo-se verificado que as soluções de saliva natura modificada ligeiramente supersaturadas em relação ao DCPD e ao OCP são capazes de remineralizar a dentina. A utilização de saliva artificial remineralizadora (ou seja, saliva natura modificada) é uma abordagem promissora para pacientes dentados que sofrem de hipossalivação na sua gestão da cárie dentária e da hipossalivação.

Muitos processos de mineralização biológica envolvem o DCPD e o OCP, especialmente em fluidos biológicos supersaturados, como o soro e a saliva. Além disso, as taxas de dissolução dos cristais de DCPD, OCP e HAP diminuem invariavelmente, mesmo em condições de sub-saturação. A inclusão de DCPD num dentífrico aumenta os níveis de iões de cálcio livres no fluido da placa bacteriana, e estes permanecem elevados até 12 horas após a escovagem, quando comparados com os dentífricos de sílica convencionais. Além disso, verifica-se uma maior incorporação de cálcio no esmalte a partir do DCPD, sendo também detectados níveis elevados na placa bacteriana até 18 horas.

3. Fosfato de cálcio amorfo (ACP, Enamelon)

O ACP foi descrito pela primeira vez por Aaron S. Posner em meados da década de 1960. Foi obtido como um precipitado amorfo por acidente ao misturar concentrações elevadas (30 mM) de cloreto de cálcio e fosfato ácido de sódio (20 mM) em tampão. É também utilizado como carga em cimentos de ionómero para preencher lesões cariosas ou como suspensão coloidal em pastas dentífricas, gomas de mascar ou elixires bucais para prevenir a desmineralização dentária. A tecnologia ACP foi desenvolvida pelo Dr. Ming S. Tung. A tecnologia ACP requer um sistema de distribuição de duas fases para evitar que os componentes de cálcio e fósforo reajam uns com os outros antes da utilização. As fontes actuais de cálcio e fósforo são dois sais, o sulfato de cálcio e o fosfato dipotássico.

Quando os dois sais são misturados, formam rapidamente ACP que pode precipitar na superfície do dente. Este ACP precipitado pode então dissolver-se facilmente na saliva e ficar disponível para a remineralização dos dentes. Em 1999, o ACP foi incorporado numa pasta de dentes chamada Enamelon e mais tarde reintroduzido em 2004 na pasta de dentes Enamel Care da Church and Dwight. Também está disponível no Gel Branqueador Nite White da Discus Dental e na Pasta de Polimento Enamel Pro da Premier Dental. Também é utilizado na linha de produtos Aegis, como o Aegis Pit and Fissure Sealant, produzido pela Bosworth. Um problema técnico inerente ao Enamelon™ é que o cálcio e o fosfato não estão estabilizados, permitindo que os dois iões se combinem em precipitados insolúveis antes de entrarem em contacto com a saliva ou o esmalte.

4. Nano-hidroxiapatite

A hidroxiapatite é o principal constituinte dos tecidos dentários, representando no esmalte e na dentina 95% em peso e 75% em peso, respetivamente. A HAP, assim como o osso, é responsável pelo comportamento mecânico dos tecidos dentários. Os nanocristais de HA pouco cristalinos, para além das excelentes propriedades biológicas da HA, como a não toxicidade e a ausência de respostas inflamatórias e imunitárias, têm propriedades de bioresorção em condições fisiológicas. Esta propriedade pode ser modulada através da alteração do seu grau de cristalinidade, o que é conseguido através da implementação de uma síntese inovadora com um controlo de cristais nanométricos. Nos últimos anos, tem ganho grande aceitação na medicina e na medicina dentária. Os nanocristais de HAP carbonatados sintetizados com caraterísticas biomiméticas personalizadas para a composição, estrutura, tamanho e morfologia podem ligar-se quimicamente às superfícies dos tecidos duros dos dentes, preenchendo os riscos, produzindo um revestimento apático biomimético ligado, protegendo a estrutura da superfície do esmalte. Uma concentração de 10% de nano-hidroxiapatite (nHA) é considerada óptima para a remineralização de cáries precoces do esmalte. A nHA também tem o potencial de remineralizar lesões erosivas do esmalte causadas pela exposição à cerveja. As pastas dentífricas contendo nHA revelaram efeitos remineralizantes mais elevados em comparação com as pastas dentífricas de fluoreto de amina com dentina bovina.

Foi também observada uma concentração elevada de cálcio na solução remineralizante após um único tratamento com o dentífrico nHA.

5. Materiais de vidro bioactivos

O vidro bioativo é feito de um mineral sintético que contém sódio, cálcio, fósforo e sílica (fosfossilicato de sódio e cálcio), elementos que se encontram naturalmente no corpo. Os materiais de vidro bioativo são utilizados há anos na medicina e na medicina dentária. Este material único tem inúmeras caraterísticas novas, incluindo a capacidade de atuar como um mineralizador biomimético, correspondendo às caraterísticas de mineralização do próprio corpo, ao mesmo tempo que afecta os sinais celulares de uma forma que beneficia a restauração da estrutura e função dos tecidos. O vidro bioativo é considerado um avanço revolucionário na tecnologia de remineralização.

Mecanismo de ação

Quando em contacto com a saliva ou a água, começa por libertar iões de sódio. Isto eleva o pH para o intervalo essencial para a formação de HAP (7,5-8,5). O cálcio e o fosfato são libertados para complementar os níveis normais encontrados na saliva. Este aumento da concentração iónica, combinado com um aumento do pH, faz com que os iões se precipitem na superfície do dente e formem apatite de hidroxicarbonato de cálcio (HCA) para remineralizar o defeito e ocluir os túbulos abertos. O padrão para a formulação de vidro bioativo é normalmente conhecido como 45S5, que tem sido amplamente utilizado em estudos de investigação. Contém 45% em peso de SiO_2 , 24,5% em peso de Na_2 O e Ca_2 O e 6% em peso de P O_{25} . Foi demonstrado que estas partículas libertam iões e se transformam em HCA durante um período máximo de 2 semanas. Em última análise, estas partículas transformar-se-ão completamente em HCA.

Foram relatados na literatura estudos que afirmam que os dentífricos de biovidro produzem significativamente mais remineralização do que os dentífricos com flúor. Além disso, a adição de biovidro (NovaMin®) aos dentífricos fluoretados aumenta significativamente a absorção de flúor em lesões cariosas artificiais nas superfícies de esmalte e proporciona uma ação sinérgica. Além disso, o biovidro é capaz de oclusão tubular da dentina radicular, como demonstrado num estudo invitro.

Um produto comercial baseado nesta tecnologia é a tecnologia (NovaMin®), que foi desenvolvida pelo Dr. Len Litkowski e pelo Dr. Gary Hack. Esta tecnologia é considerada prometedora.

6. Pronamelo

Apesar do seu nome, o Pronamel TM (GlaxoSmithKline, Middlesex, Reino Unido) não é considerado um agente remineralizante e não contém quaisquer compostos de cálcio. Os resultados dos estudos realizados mostram que o Pronamel reduz a erosão do esmalte provocada por desafios ácidos da dieta e dos sumos de fruta. Após o tratamento com a solução desmineralizante seguida de Pronamel, as estruturas interprismáticas e prismáticas do esmalte ainda parecem evidentes.

7. Suporte de carbonato de cálcio (SensiStat)

A tecnologia SensiStat foi desenvolvida pelo Dr. Israel Kleinberg de Nova Iorque. A tecnologia foi inicialmente incorporada na pasta profiláctica dessensibilizante Proclude da Ortek e mais tarde no DenClude. A principal reação é que o componente altamente solúvel de bicarbonato de arginina do SensiStat rodeia ou é rodeado por partículas do componente pouco solúvel de carbonato de cálcio e, devido às propriedades adesivas da composição, forma um tampão semelhante a uma pasta que não só preenche os túbulos abertos como também adere às paredes dos túbulos dentinários. Devido à sua alcalinidade, o SensiStat também reage com os iões de cálcio e fosfato do fluido dentinário para tornar a obturação quimicamente contígua às paredes dentinárias e, por conseguinte, mais segura. O teste subsequente da obturação através da exposição a ácidos externos fortes confirmou a sua firmeza. Esta composição levou-nos a concluir que o SensiStat pode ser utilizado para tratar desmineralizações superficiais precoces e travar o desenvolvimento de cáries francas que requerem restauração.

8. CaviStat

Uma pastilha de menta sem açúcar contendo CaviStat (um complexo de carbonato de cálcio e arginina bicarbonato) foi testada quanto à sua capacidade de prevenir o desenvolvimento de cáries dentárias nos molares primários e nos primeiros molares permanentes. Foi evidente que as confecções de menta contendo CaviStat podem inibir tanto o início como a progressão da cárie. A tecnologia de confeção de menta CaviStat é um meio simples e económico de reduzir substancialmente uma das doenças mais prevalecentes nestas crianças.

9. Fosfato tricálcico

O fosfato tricálcico (TCP) é um novo material híbrido criado com uma técnica de fresagem que funde o TCP beta e o lauril sulfato de sódio ou ácido fumárico. Quando o TCP entra em contacto com a superfície do dente e é humedecido pela saliva, a barreira protetora rompe-se, tornando os iões de cálcio, fosfato e flúor disponíveis para o dente. O TCP também tem sido considerado como um meio possível para aumentar os níveis de cálcio na placa bacteriana e na saliva. O ingrediente mineralizante da nova pasta de dentes Clinpro 5000 é o TCP, que consiste em óxidos de cálcio, fosfato de cálcio e fosfatos livres. Este produto contém uma elevada concentração (5000 ppm) de flúor, que também ajuda na remineralização, atraindo iões de cálcio e fosfato para a superfície do dente. O Clinpro 5000 é aplicado como pasta de dentes e não é adequado para utilização durante a noite devido à sua elevada concentração de flúor. Os tratamentos com pasta de fosfato tricálcico com 950 ppm de fluoreto aumentam a dureza do invitro e também aumentam a microdureza da superfície do esmalte erodido por água clorada invitro.

Também o TCP-Si (sílica)- Ur (ureia) pode ser combinado com o flúor para produzir benefícios anti-erosão superiores aos obtidos apenas com o flúor.

10. Trimetafosfato-lon

É provável que o modo de ação potencial do ião trimetafosfato (TMP) envolva a adsorção do agente à superfície do esmalte, causando um revestimento de barreira que é eficaz na prevenção ou retardamento das reacções da superfície do cristal com o seu ambiente fluido, reduzindo assim a desmineralização durante o desafio ácido. A eficácia do TMP pode ser atribuída ao facto de o TMP auxiliar a difusão dos iões de cálcio para a superfície interna do esmalte e reduzir a sua perda para as soluções. A remineralização biomimética usando TMP de sódio é um método promissor para remineralizar lesões cariosas artificiais, particularmente em áreas desprovidas de cristalito de semente.

11. Agregado de trióxido mineral modificado biomimeticamente

A eficácia da remineralização do agregado de trióxido mineral (MTA) no fluido corporal simulado de agente contendo fosfato, incorporando ácido poliacrílico e tripolifosfato de sódio como análogos biomiméticos de proteínas da matriz para remineralização de cáries, após o que a dentina foi examinada e concluiu-se que os análogos biomiméticos no MTA modificado fornecem um potencial sistema de entrega para a realização do objetivo da remineralização biomimética da dentina e alarga o âmbito das aplicações do MTA em medicina dentária devido à libertação de análogos biomiméticos do MTA fixado. A inclusão de polifosfato no MTA pode servir como uma fonte suplementar de fosfato quando a sua disponibilidade está comprometida.

12. Goma de poliol sem sacarose

Os resultados de vários estudos e meta-análises indicam que existe uma redução estatisticamente significativa das cáries com a utilização de gomas de poliol sem sacarose em comparação com a não mastigação de gomas. Da mesma forma, existem muitas provas que sugerem que os rebuçados/lozenge/xarope de xilitol, o dentífrico de xilitol, o iodo triclosan, os produtos tópicos de clorexidina, como o verniz de clorexidina, o verniz de clorexidina/timol, os colutórios de clorexidina, os géis de clorexidina e os sialogogos têm um efeito anti-cárie e são capazes de inverter o processo carioso.

13. Terapia de substituição

Existem muitos exemplos de interações positivas e negativas entre diferentes espécies de bactérias que habitam o mesmo ecossistema. Esta observação fornece a base para uma nova abordagem de prevenção de doenças microbianas chamada terapia de substituição. Nesta abordagem, uma estirpe efectora inofensiva é permanentemente implantada na microflora do hospedeiro e, uma vez estabelecida, a presença da estirpe efectora impede a colonização ou o crescimento de um determinado agente patogénico.

Conforme analisado por Florey (1946), a utilização de bactérias para combater bactérias começou há mais de um século, quando Cantani tentou tratar a tuberculose através de insuflações de um organismo presumivelmente inofensivo designado por "bactotermo".

No caso da cárie dentária, a terapia de substituição envolveu a construção de uma estirpe efectora denominada BCS3-L1, que foi derivada de um isolado clínico de Streptococcus mutans. A tecnologia de ADN recombinante foi utilizada para eliminar o gene que codifica a lactato desidrogenase na BCS3-L1, tornando-a totalmente deficiente na produção de ácido lático. Verifica-se que uma única aplicação da estirpe efectora BCS3-L1 em seres humanos deve resultar na implantação permanente e na substituição, ao longo do tempo, das estirpes indígenas de Streptococcus mutans causadoras de doenças. Assim, a terapia de substituição BCS3-L1 para a prevenção de cáries dentárias é um exemplo de engenharia de biofilme.

14. Ozonoterapia

Atualmente, o método de tratamento mais utilizado para a cárie dentária requer que o dentista perfure o dente, remova a cárie e, em seguida, restaure o dente com um material de restauração. Esta terapia é relativamente invasiva e intensiva em termos de tempo, com procedimentos típicos que duram até 60 minutos. A geração de calor e a dessecação, por vezes, danificam inadvertidamente a polpa.

Oferecendo uma alternativa ao tratamento convencional, foi introduzida uma nova abordagem baseada no OZONO, um poderoso biocida que penetra rapidamente nas bactérias e as mata no seu nicho protetor. O ozono altera os produtos metabólicos das bactérias que inibem a remineralização. Também remove o piruvato da placa bacteriana, que pode suprimir o desenvolvimento do dente por desmineralização. A terapia com ozono baseia-se na premissa de que um bacteriótipo normal se regenera sobre a superfície limpa e que os minerais dos colutórios especiais e da saliva são absorvidos pela superfície do dente. A terapia com ozono envolve uma aplicação de 10 segundos de gás ozono para eliminar os microrganismos nas lesões cariosas.

Química do ozono (O3)

O ozono faz parte da mistura de gás natural que envolve a Terra a grande altitude e protege a população mundial da radiação ultravioleta excessiva. O ozono é produzido naturalmente durante as trovoadas e pode ser produzido de forma controlada utilizando unidades de descarga de corrente eléctrica.

O ozono também pode ser produzido em geradores de ozono/ozonizadores, fazendo passar o ar através de alta tensão. O ozono é um dos oxidantes mais poderosos da natureza, o que explica a sua capacidade de matar bactérias, esporos e vírus. O ozono tem a caraterística única de se decompor num material inofensivo, não tóxico e ambientalmente seguro (oxigénio). O ozono é frequentemente encontrado no ar ambiente a níveis que excedem a norma nacional de qualidade do ar de 0,12 ppm em média durante um período de uma hora. Os seres humanos estão continuamente expostos ao ozono durante a sua vida diária.

A exposição profissional ao ozono pode envolver soldadura por arco elétrico, lâmpadas de vapor de mercúrio, impressoras a laser, alguns equipamentos de fotocópia de escritório, geradores de raios X e outros equipamentos eléctricos de alta tensão. O nível máximo de ozono detetável no ar durante a oxigenoterapia está em conformidade com os regulamentos da FDA, conforme relatado por A. Baysan e E. Lynch (2001). Assim, pode concluir-se que a terapia com ozono para o tratamento de cáries dentárias é segura em uso clínico.

Princípios da Ozonoterapia

A teoria do desenvolvimento da lesão cariosa "A teoria do nicho ambiental" explica o processo de colonização inicial através do desenvolvimento de microrganismos acidófilos num nicho ambiental especializado. À medida que as bactérias se acumulam, produzem ácido que leva à perda de minerais, conduzindo à desmineralização. Esta é compensada, até certo ponto, pelo equilíbrio entre a desmineralização da superfície do esmalte por estes ácidos e a remineralização pelo ambiente neutro normal do hospedeiro. A cárie pode ser revertida através da remoção de microrganismos, de melhores cuidados orais e da utilização de colutórios e dentífricos minerais.

A terapia com ozono para a cárie dentária baseia-se no conceito de eliminação completa das bactérias acidófilas, fungos e vírus, criando assim um ambiente estéril para a remineralização. Está agora provado que a aplicação de 10 segundos de gás ozono a uma concentração de 2200 ppm pode eliminar 99% da flora.

15. Xilitol

O xilitol é um pentitol, um álcool de açúcar com 5 carbonos. Vários estudos demonstraram que a maioria dos estreptococos orais e outros microrganismos não fermentam o xilitol. O xilitol exerce um efeito bacteriostático sobre os estreptococos mutans. O efeito inibitório deve-se à entrada do xilitol na célula bacteriana, resultando numa acumulação intracelular de xilitol 5 fosfato. Estudos ultra-estruturais de S.mutans e S.sobrinus mostraram que a presença de xilitol resulta em degradação celular, vacúolos intracelulares e outros danos à célula. Está bem estabelecido que o xilitol não baixa o pH da placa dentária invivo ou invitro. Especula-se que o xilitol possa ter um efeito inibidor na produção de ácido a partir da sacarose e da glucose na placa dentária.

Um dos efeitos mais interessantes do xilitol, para além de não ser acidogénico, é a sua capacidade de reduzir a população de estreptococos mutans. Recentes estudos demonstraram que o consumo habitual de xilitol pelas mães durante vários anos pode reduzir a transmissão mãe-filho de estreptococos mutans, o que pode prevenir cáries na dentição primária. (Solderling et al 2001 e Isokangas et al 2000)

No estudo das pastilhas elásticas de Turku, os jovens adultos foram selecionados para um grupo de pastilhas de xilitol ou de sacarose. Neste estudo, observou-se que as crianças do grupo do xilitol tinham menos cáries quando comparadas com as do grupo das pastilhas elásticas de sacarose. A redução das cáries foi atribuída aos efeitos protectores do aumento do fluxo salivar resultante da mastigação.

O estudo de Ylivieska (Isokangas et al., 1988) dividiu aleatoriamente as crianças em idade escolar em dois grupos de teste, um dos quais utilizou a pastilha de xilitol, enquanto o grupo de controlo não mascou qualquer pastilha. Os autores concluíram que a pastilha de xilitol utilizada duas a três vezes por dia em combinação com a prevenção básica com flúor constitui um forte instrumento na prevenção das cáries. 2 a 3 anos mais tarde, as crianças foram reexaminadas para verificar um possível efeito preventivo a longo prazo. Foi encontrada uma redução significativa das cáries no grupo do xilitol.

O estudo de Montreal (Kandelman e Gagnon 1990) participou num programa escolar de prevenção dentária em curso. Os participantes foram distribuídos por um dos três grupos, dois grupos de xilitol e um grupo de controlo, que não mascava pastilha elástica. As gomas foram distribuídas três vezes por dia pelo professor que supervisionava o período de mastigação de cinco minutos. Após 12 meses, a incidência de DMFS foi significativamente menor nos dois grupos de xilitol do que no grupo de controlo. As crianças que usaram goma de mascar com 65% de xilitol tinham menos cáries do que as que usaram uma goma com 15% de xilitol.

O estudo de Belize (Mäkinen et al 1995) foi realizado em crianças da América Central, inicialmente com 10 anos de idade, cujas cáries eram moderadas a elevadas. No total, 1277 crianças foram divididas em 9 grupos, um dos quais recebeu goma açucarada, em 7 outros grupos foram consumidas gomas de xilitol ou sorbitol ou gomas que continham uma mistura destes dois polióis. As crianças do grupo 9th não receberam nenhuma goma. Os resultados concluíram que as pontuações mais baixas de DMFS foram observadas nos grupos que utilizaram 100% de goma de xilitol. A goma de sorbitol e as gomas que continham misturas de xilitol e sorbitol resultaram em pontuações mais elevadas de DMFS em comparação com a goma que continha apenas xilitol. Para além destes 4 estudos sobre gomas de mascar, há também provas clínicas de que os rebuçados de xilitol são tão eficazes como a goma de xilitol na prevenção de cáries e que é economicamente viável incluir o xilitol em programas preventivos escolares. (Allenen et al 2000).

Modificação da dieta:

O aconselhamento dietético para diminuir a ingestão de ácidos extrínsecos é necessário quando a ingestão ácida é considerada excessiva e é uma provável etiologia da erosão exibida pelo doente.

Diminuir a ingestão total de ácidos ou limitá-los durante as refeições para permitir a remineralização, resultando na redução ou eliminação do processo de erosão.

Se o ácido que está a causar a erosão for de origem alimentar, o dispositivo deve centrar-se na diminuição do consumo de alimentos e bebidas ácidas e limitar a ingestão de alimentos e bebidas ácidas às horas das refeições e abster-se de beber ou comer lixo ou fruta ao deitar. Para além disso, as bebidas ácidas devem ser engolidas de imediato e não devem ser "engolidas" pela boca.

Terminar uma refeição com algo neutro ou alcalino pode ser benéfico. A ingestão de alimentos com um elevado teor de cálcio, fosfato, como o leite, queijo, lípidos ou substâncias tamponantes, também pode reduzir o potencial erosivo dos ácidos. Para além disso, os doentes devem evitar escovar os dentes imediatamente após a ingestão de alimentos ou bebidas ácidas, uma vez que isso pode acelerar a abrasão. Foi efectuado um estudo por Thomas Attin, SwantjeKnofel et al em 2001. Onde finalmente avaliaram o efeito de diferentes períodos de remineralização intra-oral para diminuir a suscetibilidade do esmalte previamente desmineralizado contra a observação da escovagem dentária. Concluiu-se que:

(1) A resistência à abrasão do esmalte amolecido aumenta com o período de remineralização.

(2) Devem decorrer pelo menos 60 minutos antes da escovagem dos dentes após um ataque erosivo.

A promoção da remineralização de lesões precoces do esmalte é uma consideração importante no controlo da cárie dentária. Por exemplo, um dos principais factores que contribuem para a eficácia cariostática do flúor, para além dos efeitos bacterianos, é a capacidade de acelerar a substituição dos minerais perdidos nas lesões, em parte através da mudança das forças termodinâmicas da solução para a formação de fluorhidroxiapatite menos solúvel. No entanto, o flúor não é o único meio pelo qual podem ser criados minerais remineralizantes mais favoráveis. O crescimento mineral também pode ser estimulado pelo aumento da solução de fosfato de cálcio. Dentro da lesão para níveis consideravelmente acima daqueles que existem nas guias orais ambientais.

O fosfato de cálcio amorfo, adequadamente formulado com resinas poliméricas e aplicado como selante nas superfícies dos dentes, pode ser um agente eficaz para estabelecer essa concentração de iões de introdução. O fosfato de cálcio amorfo é um fosfato de cálcio não cristalino com uma fórmula de composição aproximada de Ca_3 (PO_4)2 $3H_2O$. A sua solubilidade em solução permite ao ACP libertar níveis supersaturantes de iões de cálcio (Ca^{2+}) e fosfato (PO_4^-) em proporções favoráveis à formação de hidroxiapatite (HAP). Quando estabilizado com iões como o pirofosfato, o ACP pode manter estas condições supersaturadas durante longos períodos de tempo. Tirando partido destas propriedades da solução, conseguimos fabricar discos curados à luz visível de um compósito de P O_{27}^{4-} , ACP estabilizado e resinas de metacrilato que, quando imersos em soluções de saliva tamponada, libertaram Ca^{2+} suficiente para que as soluções se tornassem altamente supersaturadas no que diz respeito à HAP.

A eficácia do leite e dos produtos lácteos foi mediada pela caseína micelar ou pelos derivados peptídicos da caseína. Foi consistentemente observada uma redução na população de streptococcus sobrinus na microbiota oral de animais alimentados com dietas suplementadas com estes componentes do leite. Uma possível explicação para estes resultados é que os componentes do leite são incorporados na película salivar, reduzindo assim a aderência do S.sobrinus. Esta hipótese foi testada in vitro através da incubação de discos de esmalte bovino com saliva não estimulada. A película resultante foi lavada e incubada com o péptido glicomacro de caseína e o péptido de caseína com partículas de ouro de 12 mm. Todas as amostras foram preparadas para microscopia eletrónica com imagem de electrões retrodispersos, bem como por microscopia eletrónica de transmissão, ambos os péptidos foram incorporados na película em troca da confirmação de resultados anteriores. Esta caseína foi identificada com uma albumina de soro anti-humano de ratinho seguida de IgG anti-camundongo de cabra. A incorporação do glicomacropeptídeo de caseína e do fosfopeptídeo de caseína na película salivar reduziu significativamente a aderência de S. Sobrinus e S. mutans. Sugere-se que a caseína unicelular rica em cálcio e fosfato ou os péptidos de caseína são incorporados na película.

Desde que lady May Mellanby (1929, 1930) propôs o leite como um importante fator nutricional que afecta a mineralização pré-eruptiva dos dentes e a resistência à cárie, a relação entre o leite e a cárie tem sido examinada de vários ângulos. Numerosos estudos em animais demonstraram que o leite e os produtos lácteos (principalmente o queijo) têm um efeito protetor contra o desenvolvimento de cáries dentárias. Após o esmalte ter sido baseado topicamente com leite, a redução da solubilidade do esmalte foi proposta por Pearce e Bibby (1966) Weiss e Bibby (1966) e Jenkins e Ferguson (1966) e foi atribuída ao conteúdo relativamente alto de cálcio e fosfato do leite. Verificou-se que o leite e os produtos lácteos reduzem o número de estreptococos mutans (Herper et al 1976), embora outras bactérias não tenham tido qualquer efeito no número de estreptococos que colonizam as cavidades orais dos ratos. Knobicka e Bowen (1986) propuseram que, em ratos, o consumo de queijo alterava a composição da saliva. Em humanos, demonstrou-se que mastigar queijo não só aumenta o fluxo salivar como também diminui rapidamente o pH da placa se o queijo for consumido depois de uma bebida ou alimento com açúcar. Silva et al (1986), utilizando um modelo humano in situ, demonstraram que o queijo ingerido imediatamente após um enxaguamento com sacarose a 10% reduzia substancialmente a desmineralização do esmalte. Este efeito parece ser devido a compostos solúveis em água, como demonstrado num conjunto subsequente de experiências. Num estudo in situ mais abrangente (Reynolds, 1987) observou que duas exposições de 20 minutos por dia, durante dez dias, de caseinato de sódio a 2% (W/V), asi-caseína ou digeridos trípticos dos mesmos, aplicados invitro numa solução de sacarose a 3%, glucose a 3% e sal, preveniam a desmineralização subsuperficial do esmalte. demonstrou que a caseína e os derivados da caseína eram incorporados na placa bacteriana, não produziam uma alteração significativa na quantidade ou composição das bactérias da placa bacteriana e aumentavam o conteúdo de fosfato de cálcio. Especulou-se que a prevenção da desmineralização estava relacionada com o aumento do teor de fosfato de cálcio da placa bacteriana e com a capacidade de tamponamento pela libertação de aminoácidos e péptidos básicos indiretamente através do catabolismo bacteriano. O efeito protetor do leite contra a cárie depende da sua presença.

Tratando-se de micelas de caseína, se as micelas forem desnaturadas quimicamente, o efeito protetor é quase eliminado. As dietas cariogénicas contendo caseína micelar reduziram o número de S. Sobrinus que colonizam as cavidades orais dos animais. Experiências in vitro mostraram que os péptidos de cascino solúveis dirigidos a pérolas de hidroxiapatite revestidas de saliva se libertam por troca.

Hamper et al (1986) testaram o potencial anticariogénico de quatro queijos com diferentes níveis de gordura, proteína, cálcio e fosfato no modelo do rato. Concluíram que o efeito protetor era melhor atribuído aos teores de fosfoproteína, caseína e fosfato de cálcio do queijo. Silva et al chegaram a uma conclusão semelhante utilizando um modelo humano de cárie intra-oral. O extrato aquoso de queijo reduziu significativamente o amolecimento do esmalte sem afetar os valores de teste ou de pH mínimo da placa bacteriana. O extrato de queijo aumentou significativamente os níveis de cálcio na placa experimental, pelo que os autores concluíram que o efeito protetor estava associado à depressão da desmineralização do esmalte e/ou ao aumento da remineralização.

Reynolds, utilizando um modelo de cárie in situ, mostrou que a exposição da placa de esmalte inset a soluções contendo péptidos trípticos de caseína reduziu significativamente a desmineralização da subsuperfície do esmalte. Os péptidos de caseína foram incorporados na placa de esmalte insetado e foram associados a um aumento do conteúdo de cálcio e fosfato da placa. Concluiu-se que os péptidos trípticos responsáveis pela atividade anticariogénica da caseína eram os fosfopeptídeos de caseína estabilizadores do cálcio-fosfato. Estes fosfopeptídeos de caseína contêm um conjunto de resíduos de fosfosenilo, o atual F ser(P)-ser(P)-ser(P)-Glu-Glu, que aumentam acentuadamente a solubilidade aparente do fosfato de cálcio, estabilizando o fosfato de cálcio amorfo (ACP) em condições neutras e alcalinas, formando soluções metaestáveis que são supersaturadas com suspeita de cálcio e fosfatos.

Os alimentos fibrosos servem para limitar a quantidade de placa bacteriana e não para prevenir a sua acumulação. A maior atividade de mastigação com os alimentos fibrosos ajuda a remover os detritos orais perigosos; o fluxo salivar estimulado ajuda na remoção e diluição dos açúcares e dos seus produtos de fermentação que ameaçam os dentes e a gengiva. As mastigações vigorosas exigidas pelos alimentos fibrosos proporcionam o estímulo saudável do periodonto que favorece a circulação nos tecidos. Isto, por sua vez, melhora o seu estado nutricional e de resistência às doenças. Apesar de, por razões de saúde dentária, o consumo de alimentos fibrosos ao lanche ser muitas vezes desaconselhado, a sua utilização mais frequente pode ser benéfica.

SOLUÇÃO REMINERALIZANTE

Foram propostos dentifrícios remineralizantes, mas não foram aceites pela Associação Dentária Americana (ADA). A ADA aceitou a saliva artificial para utilização por pacientes com hipoptise, mas não como solução remineralizante. Foi demonstrado in vitro que as soluções com iões de cálcio e fosfato resultam em remineralização e que a remineralização pode ser reforçada pela presença de flúor. No entanto, a falta de provas de que o conteúdo mineral dos dentífricos ou dos elixires bucais é eficaz em estudos in vitro deve-se provavelmente ao curto tempo de contacto entre os dentes e o agente.

Um meio remineralizante artificial ideal deve ser:

- Hidrofílico
- De baixa viscosidade para permitir a penetração na lesão subsuperficial
- Antibacteriano
- Suplemento à saliva.
- Ação rápida

Os elementos utilizados na maioria das formulações remineralizantes incluem cálcio, fosfato e fluoreto. Os iões como os tartaratos podem promover a complexação e o transporte destes iões metálicos;

O estrôncio e o zinco em baixas concentrações também ajudam no processo de remineralização. O cloreto de sódio é frequentemente adicionado para estabilizar a solução e para evitar a precipitação espontânea do cálcio e do fosfato. Outros compostos podem ser adicionados em níveis fisiológicos para simular a saliva de forma mais próxima.

A quantidade de remineralização que ocorre varia de acordo com a

(1) Tempo total de imersão dos dentes (ou secções de dentes) na solução remineralizante.

(2) Reagentes.

(3) A extensão da super saturação da solução em relação aos dentes.

(4) Velocidade de precipitação dos reagentes.

(5) pH da solução.

Destes factores limitantes, o tempo é provavelmente o fator mais crítico. É possível acelerar a remineralização invitro alterando as fórmulas, o pH e a temperatura, mas verificou-se que à medida que estes factores são alterados, o mesmo acontece com a qualidade do esmalte remineralizado. O objetivo final deve ser o de produzir uma remineralização óptima e máxima.

A importância da concentração dos reagentes e da velocidade da reação é ilustrada por duas experiências diferentes. Se secções de dentes forem expostas a soluções remineralizantes com concentrações relativamente altas de cálcio e fosfato, toda a lesão subsuperficial remineralizará. Por outro lado, se um dente extraído intacto com uma lesão subsuperficial for exposto a uma solução remineralizante semelhante, a lesão subsuperficial não se remineralizará completamente.

Os estudos de Silverstone sobre a lesão subsuperficial indicam que a zona escura é uma zona de remineralização ativa. Esta zona ocorre na maioria das lesões observadas em secções com cáries incipientes. Em alguns casos, está ausente, presumivelmente devido ao facto de não estar a ocorrer remineralização no dente na altura da extração. Quando estas secções são colocadas em soluções remineralizantes, a zona escura aparece na sua posição esperada entre a zona translúcida e o corpo principal da lesão. Os primeiros estudos de remineralização in vitro, quer em saliva quer em soluções artificiais, indicavam que o processo era rápido nas primeiras 24 horas; depois abrandava nas 48 horas seguintes. Em estudos mais recentes, Silverstone expôs espécimes desmineralizados durante 6-10 minutos a uma solução remineralizante. A remineralização máxima tinha ocorrido no final da décima exposição, com aproximadamente 80% do grau final de remineralização a ser encontrado no final da quinta exposição.

Quando se utiliza a saliva como solução remineralizante, a capacidade de remineralizar secções dentárias in vitro varia com a saliva de diferentes indivíduos, mas é consistente para a saliva de cada indivíduo. Este facto indicaria que algumas pessoas têm uma maior capacidade de remineralização (resistência do hospedeiro) do que outras.

O flúor tem uma influência considerável na remineralização. Felizmente, a absorção de flúor é maior onde existem defeitos no esmalte, pelo que a maioria dos seus efeitos benéficos na remineralização ocorre nos locais onde é mais necessário e para os quais tem maior afinidade. A presença de flúor nos locais de remineralização pode acelerar o endurecimento por um fator de quatro a cinco.

17. ANTIMICROBIANOS

PENICILINA

A penicilina, o antibiótico *β-lactâmico* mais antigo descoberto e mais utilizado, é derivado do fungo Penicillium e pode inibir a síntese da camada de peptidoglicano das paredes celulares bacterianas ligando-se irreversivelmente aos locais activos das proteínas de ligação à penicilina (PBPs). A penicilina é eficaz contra estirpes de estreptococos *e* estafilococos gram-positivos, bem como contra algumas bactérias gram-negativas. A primeira utilização da penicilina para o tratamento de cáries dentárias data de 1946, quando McClure e Hewitt relataram que a penicilina inibia as cáries em ratos. Quatro anos mais tarde, Zander relatou que a penicilina mostrou inibição da cárie em crianças. Na década de 1980, a penicilina G ou a penicilina V era a primeira escolha de antibióticos para o tratamento de infecções dentárias de etiologia típica. No entanto, a utilização de penicilina pode causar alguns efeitos secundários, tais como diarreia, hipersensibilidade, náuseas, erupção cutânea, neurotoxicidade e urticária. Outro grande problema é a resistência das bactérias aos antibióticos β-lactâmicos. As bactérias podem produzir um novo gene PBP denominado mecA que codifica a PBP2a, cuja função é semelhante à de outras PBPs, mas tem uma baixa afinidade de ligação aos β-lactâmicos.

TETRACICLINA

As tetraciclinas são um grupo de antibióticos de largo espetro com a capacidade de inibir a síntese proteica através da ligação à subunidade ribossómica 30S no complexo de tradução do ARNm. Em 1945, a clortetraciclina foi a primeira tetraciclina a ser identificada. No entanto, a tetraciclina parece incorporar-se nos dentes humanos, causando descoloração. A coloração com tetraciclina foi registada pela primeira vez em meados da década de 1950, menos de uma década após a introdução e utilização generalizada dos antibióticos. Em 1963, a Food and Drug Administration dos Estados Unidos emitiu um aviso relativo à utilização destes antibióticos em mulheres grávidas e crianças pequenas, uma vez que os dentes são mais susceptíveis à descoloração por tetraciclina durante a sua formação. Os efeitos secundários da tetraciclina incluem cãibras ou ardor no estômago, diarreia, dores na boca ou na língua, fotossensibilidade da pele, raramente dores de cabeça e problemas de visão, tendo também sido registados danos nos rins.

METRONIDAZOL

O metronidazol, um antibiótico da classe dos nitroimidazóis e um medicamento antiprotozoário, é utilizado isoladamente ou com outros antibióticos para tratar a doença inflamatória pélvica, infecções orais, endocardite, etc. O metronidazol pode inibir a síntese de ácidos nucleicos quando é reduzido por perturbação do ADN. A redução do metronidazol ocorre frequentemente em bactérias anaeróbias e o metronidazol é mais eficaz contra organismos anaeróbicos, como Fusobacterium, Bacteroides, Clostridium e Prevotella. O metronidazol está disponível sob a forma de creme para a boca e tem um amplo espetro de ação bactericida contra os anaeróbios obrigatórios orais, mesmo contra isolados de polpas necróticas infectadas. Mais de 99% das bactérias presentes nas lesões cariosas e na dentina radicular infetada não foram recuperadas na presença de metronidazol em experiências in vitro. A primeira utilização comercial do metronidazol ocorreu em 1960, em França. Foram notificados efeitos secundários do metronidazol, incluindo náuseas, um sabor metálico, dores de cabeça, rubor da pele, taquicardia, perda de apetite e falta de ar.

MACROLIDES

Os macrólidos, uma classe de produtos naturais policetídeos que consistem num grande anel de lactona macrocíclica, são normalmente utilizados para tratar infecções causadas por estreptococos β-hemolíticos, pneumococos, estafilococos e enterococos, tendo um espetro antimicrobiano ligeiramente mais amplo do que a penicilina. Os macrólidos impedem a peptidil transferase de adicionar o péptido em crescimento ligado ao ARNt ao aminoácido seguinte e podem inibir a tradução ribossómica ligando-se reversivelmente ao local P na subunidade 50S do ribossoma bacteriano. Os efeitos secundários incluem miopatia, síndroma do QT longo, reciclagem entero-hepática e colestase. A eritromicina é um antibiótico macrólido para o tratamento de várias infecções bacterianas. Keyes demonstrou que as mães com cáries activas se tornam inactivas quando tratadas com eritromicina e que o tratamento com eritromicina pode diminuir a quantidade de placa formada em 35% após uma semana.

CONCLUSÃO

Nas últimas décadas, os avanços tecnológicos, as alterações no estilo de vida, as modificações na dieta e o aumento da esperança de vida são alguns dos muitos factores que afectaram a saúde e a estética do esmalte e da dentina dos dentes. Um dos objectivos da medicina dentária moderna é a gestão não invasiva de lesões de cárie não cavitadas, envolvendo sistemas de remineralização para reparar o esmalte com fluorapatite ou fluorhidroxiapatite. Com uma compreensão mais clara da aplicação destes agentes remineralizadores e novas tecnologias acessíveis aos dentistas, podemos criar uma relação mais favorável em que a remineralização ocorre mais frequentemente do que a desmineralização.

AGENTES

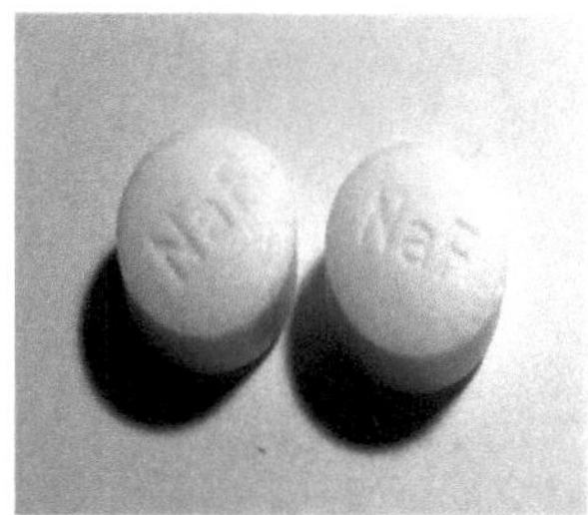

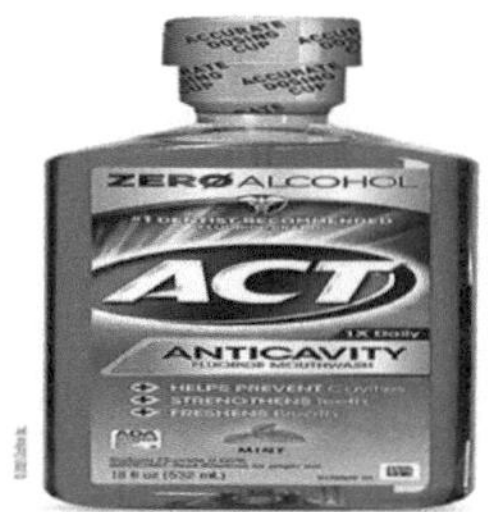

COMPRIMIDOS DE FLÚOR

ENXAGUAMENTO COM FLÚOR

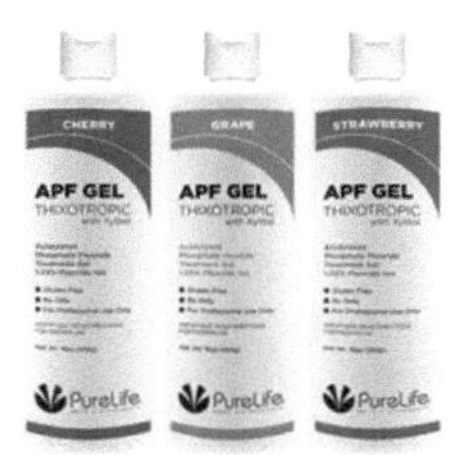

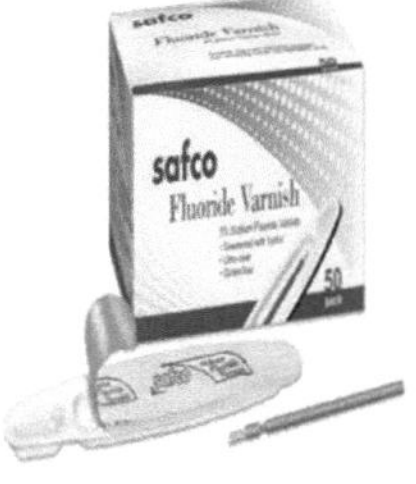

FLUORIDE GEL

VERNIZ FLUORETADO

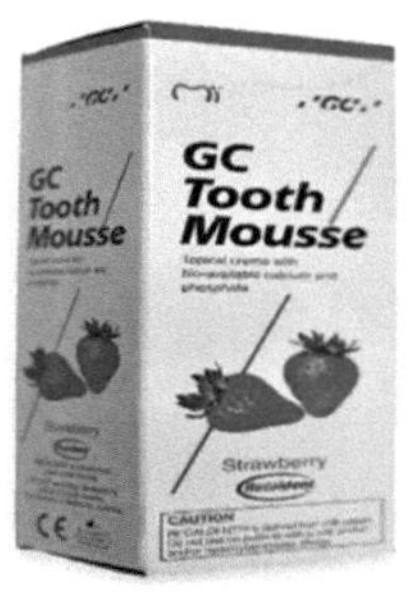

FOSFOPEPTÍDEO DE CASEÍNA FOSFATO DE FLUORETO DE CÁLCIO AMORFO

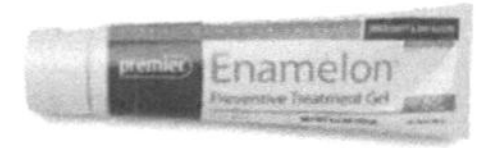

FOSFATO DE CÁLCIO AMORFO ENAMALINA

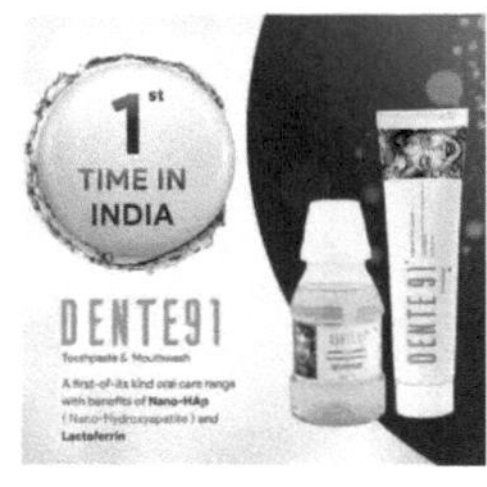

NANO-HIDROXIAPATITE

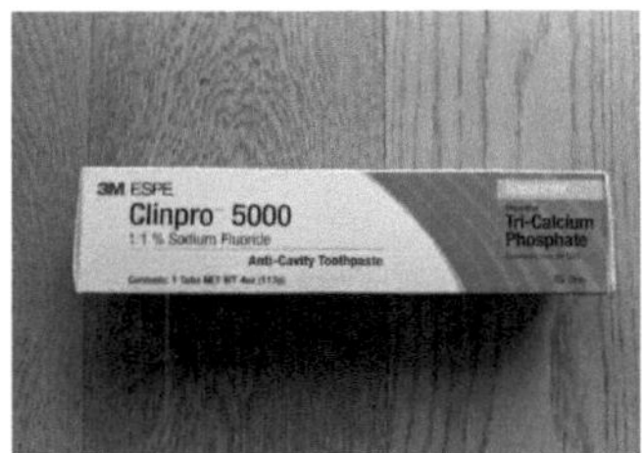

FOSFATO TRICÁLCICO

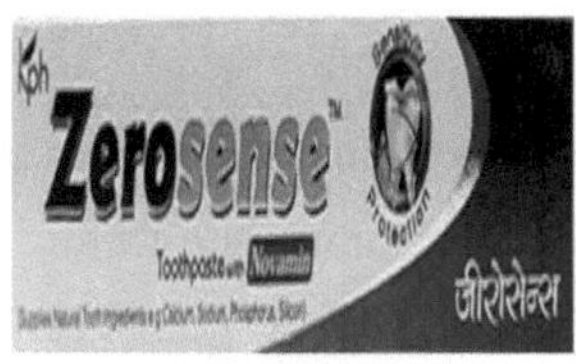

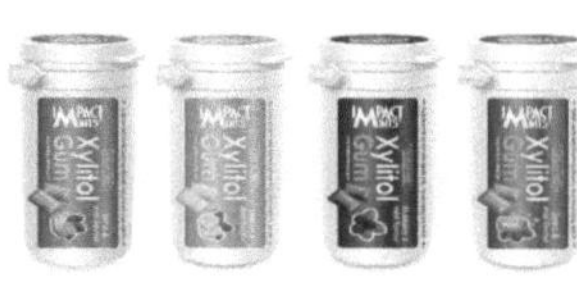

NOVAMIN

XILITOL

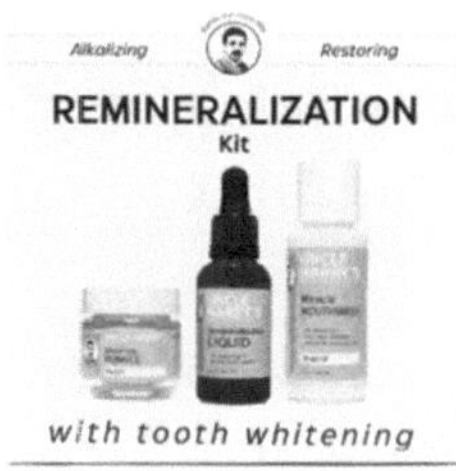

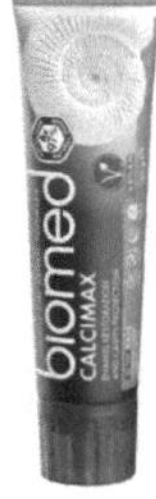

SOLUÇÃO REMINERALIZANTE

PASTA DENTÍFRICA DE FOSFATO DICÁLCICO DI-HIDRATADO

REFERÊNCIAS

1. Rao A, Malhotra N. O papel dos agentes remineralizadores em medicina dentária: Uma revisão. Compend Contin Educ Dent 2011;32:26-33.

2. Cochrane NJ, Cai F, Huq NL, Burrow MF, Reynolds EC. Novas abordagens para melhorar a remineralização do esmalte dentário. J Dent Res 2010;89:1187-97.

3. Rainey JT. Abrasão a ar: um padrão emergente de cuidados em medicina dentária operatória conservadora. Dent Clin North Am 2002;46:185-209.

4. Zero DT. Dentifrícios, enxaguatórios bucais e estratégias de remineralização/contenção de cáries. BMC Oral Health 2006;6:S9.

5. Walsh LJ. Tecnologias contemporâneas para terapias de remineralização: Uma revisão. Int Dent SA 2009;11:6-16.

6. Kalra DD, Kalra RD, Kini PV, Allama Prabhu CR. Remineralização sem flúor: Uma revisão baseada em evidências das tecnologias contemporâneas. J Dent Allied Sci 2014;3:24-33.

7. Thompson A, Grant LP, Tanzer JM. Modelo para avaliação da remineralização de lesões cariosas e remineralização por pasta dentífrica nova. J Clin Dent 1999;10:34-9.

8. Karlinsey RL, Mackey AC, Walker ER, Amaechi BT, Karthikeyan R, Najibfärd K. Potencial de remineralização de dentifrícios com 5000 ppm de flúor avaliado num modelo de ciclo de pH. J Dent Oral Hyg 2010;2:1-6.

9. Leone CW, Oppenheim FG. Aspectos físicos e químicos da saliva como indicadores de risco de cárie dentária em humanos. J Educ 2001;65:8-12.

10. Smits MT, Arends J. Influência de pastas dentífricas contendo xilitol e/ou flúor na remineralização de defeitos de esmalte amolecidos na superfície in vivo. Caries Res. 1985:19:528-35.

11. Lynch E, Baysan A. Reversão de cáries radiculares primárias utilizando um dentífrico com um elevado teor de flúor. Caries Res 2001;35:60-4.

12. Mount GJ, Ngo H. Intervenção mínima: Um novo conceito para a medicina dentária operatória. Quintessence Int 2000;31:527-33.

13. Ten Cate JM, Featherstone JD. Mechanistic aspects of the interactions between fluoride and dental enamel. Crit Rev Oral Biol Med1991;2:283-96.

14. Mellberg JR, Sanchez M. Remineralização por um dentífrico monofluorofosfato in vitro de dentina radicular amolecida por cárie artificial. J Dent Res 1986;65:959-62.

15. Ten Cate JM. Remineralização de lesões de cárie que se estendem à dentina. J Dent Res 2001;80:1407-11

16. Bailey DL, Adams GG, Tsao CE, Hyslop A, Escobar K, Manton DJ. Regressão de lesões pós-ortodônticas por um creme remineralizante. J Dent Res 2009;88:1148-53.

17. Clarkson BH, Rafter ME. Métodos emergentes utilizados na prevenção e reparação de tecidos cariados. J Dent Educ 2001;65:1114-20.

18. Ardu S, Castioni NV, Benbachir N, Krejci I. Tratamento minimamente invasivo de lesões de manchas brancas no esmalte. Quintessence Int 2007;38:633-6.

19. Flaitz CM, Hicks MJ. Papel da técnica de condicionamento ácido na remineralização de lesões de cárie do esmalte: Um

estudo de luz polarizada e de microscopia eletrónica de varrimento. ASDCJ Dent Child 1994;61:21-8.

20. Walsh LJ. Prática baseada em evidências: Here to stay. Aust Dent Pract 2009;40:146-52.

21. Mazzaoui SA, Burrow MF, Tyas MJ, Dashper SG, Eakins D, Reynolds EC. Incorporação de fosfopeptídeo de caseína - fosfato de cálcio amorfo num cimento de ionómero de vidro. J Dent Res 2003;82:914-8.

22. Azarpazhooh A, Limeback H. Eficácia clínica dos derivados da caseína. Uma revisão sistemática da literatura. J Am Dent Assoc 2008;139:915-24.

23. Cury JA. Efeito do dentifrício contendo flúor e/ou bicarbonato de sódio na desmineralização/remineralização do esmalte: um estudo in situ. Caries Res 2001;35:106-10.

24. Thomas A. Avaliação in situ de diferentes períodos de remineralização para diminuir a abrasão do esmalte desmineralizado com a escovagem. Caries Res 2001;35:216-22.

25. Eisen BM. Efeito do tempo na remineralização do esmalte por saliva sintética após erosão com ácido cítrico. Caries Res 2001;35:211-5.

26. Shen P, Cai F, Nowicki A, Vincent J, Reynolds EC. Remineralização de lesões subsuperficiais do esmalte por pastilha elástica sem açúcar contendo fosfopeptídeo de caseína - fosfato de cálcio amorfo. J Dent Res 2001;80:2066-70.

27. Zaura E, Buijs MJ, Cate JM. Efeitos do ozono e do hipoclorito de sódio em lesões semelhantes a cáries na dentina. Caries Res 2007;41:489-92.

28. Larsen MJ. O flúor é incapaz de reduzir a erosão dentária provocada pelos refrigerantes. Caries Res 2002;36:75-80.

29. John H. Potencial protetor da pasta contendo fosfato de cálcio amorfo de fosfopeptídeo de caseína nas superfícies de esmalte. J Conserv Dent 2013;16:152-6.

30. Cano P. Avaliação in vitro da erosão da dentina após imersão em bebidas ácidas: Análise do perfil de superfície e estudo de espetrometria de fluorescência de raios X dispersiva em energia. Br Dent J 2012; 23: 373-8.

31. Jayarajan J, Janardhanam P, Jayakumar P, Deepika. Eficácia da CPP-ACP e da CPP-ACPF na remineralização do esmalte - Um estudo in vitro utilizando o microscópio eletrónico de varrimento e o diagnodent. Indian J Dent Res 2011;22:77-82.

32. Tantbirojn D, Huang A, Ericson MD, Poolthong S. Alteração da dureza da superfície do esmalte por uma bebida de cola e uma pasta CPP-ACP. J Dent 2008;36:74-9.

33. Rahiotis C, Vougiouklakis G. Efeito de um agente CPP-ACP na desmineralização e remineralização da dentina in vitro. J Dent 2007;35:695-8.

34. Hay KD, Thomson WM. A clinical trial of the anticaries efficacy of casein derivatives complexed with calcium phosphate in patients with salivary gland dysfunction (Um ensaio clínico da eficácia anticárie de derivados de caseína complexados com fosfato de cálcio em pacientes com disfunção das glândulas salivares). Oral Surg Oral Med Oral Pathol Oral Radiol Endod. 2002;93:271-5.

35. Twetman S, Axelsson S, Dahlgren H, Holm AK, Kallestal C, Lagerlof F, Lingstrom P, Mejare I, Nordenram G, Norlund A, Petersson LG, Soder B. Caries preventive effect of fluoride toothpaste: Uma revisão sistemática. Ata Odontol Scand 2003;61:347-55.

36. Turssi CP, Maeda FA, Messias DC, Neto FC, Serra MC, Galafassi D. Efeito de potenciais agentes remineralizantes no esmalte amolecido por ácido. Am J Dent 2011;24:165- 8.

37. Panich M, Poolthong S. O efeito do fosfopeptídeo de caseína - fosfato de cálcio amorfo e um refrigerante de cola na dureza do esmalte in vitro. J Am Dent Assoc 2009;140:455-60.

38. Sebastian R, Paul ST, Azher U, Reddy D. Comparação do potencial de remineralização do fosfopeptídeo de caseína: fosfato de cálcio amorfo, nano-hidroxiapatite e fosfato de cálcio e sacarose em lesões artificiais de esmalte: Um Estudo in Vitro. Int J Clin Pediatr Dent 2022;15:69-73.

39. Llena C, Forner L, Baca P. Anticariogenicidade do fosfopeptídeo de caseína - fosfato de cálcio amorfo: uma revisão da literatura. J Contemp Dent Pract 2009;1:1

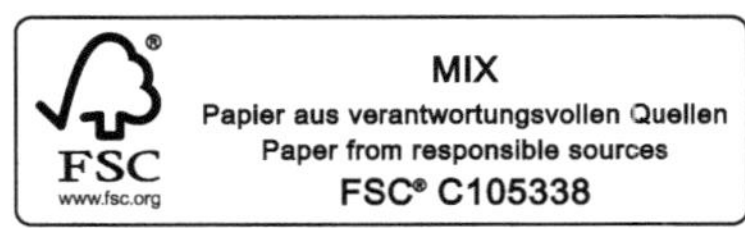

Printed by Books on Demand GmbH, Norderstedt / Germany